EL LIBRO
DE BELL

EL LIBRO DE BELL

UNA GUÍA ESENCIAL PARA LA PARÁLISIS DE BELL Y CÓMO RECUPERAR SU SONRISA

DR. WILLIAM K. LAWRENCE

Traducido Por Ariadna García

PARAMOUNT EDUCATION

El Libro De Bell
William K. Lawrence © 2020
© 2022 updates
Todos los derechos reservados
ISBN: 978-1-7356871-9-3

Paramount Education Press
Washington D.C., USA

Traducido Por Ariadna García

Concepto de la portada: JL

Diseñador de la portada:
Nojus Modestas Jankevičius

Descargo de responsabilidad:

Este libro está destinado a ser un apoyo para usted en este momento difícil. El libro no reemplaza el tratamiento médico, ni está escrito por un medico que lo/la trate.

PARA TODOS LOS QUE HAN SENTIDO
QUE LE HAN ARREBATADO SU
SONRISA

CONTENIDOS

ADVERTENCIA

Antes de seguir leyendo, vaya a la consulta de su médico o a emergencias si aún no ha ido. Se ha demostrado que aplazar la medicación puede retrasar e incluso imposibilitar su recuperación completa.

Si los médicos no le han diagnosticado la parálisis de Bell, asegúrese de que profesionales médicos la hayan descartado con seguridad. Un diagnóstico erróneo conduce al aplazamiento del tratamiento, lo que significa menos posibilidades de recuperación.

LOS SÍNTOMAS

- Parálisis en un lado de la cara desde la frente hacia abajo hasta la línea de la mandíbula, con incapacidad de mover el lado afectado, lo que resulta en la caída

- Entumecimiento en los labios, que afecta el habla

- Pérdida del sentido del gusto

- Dolor en la mejilla y la parte posterior de la cabeza detrás de la oreja

- Extraño desequilibrio auditivo en el lado afectado; a veces hiper-sensible a los sonidos; a veces sensación de eco amortiguada similar a tener otitis

- Incapacidad para cerrar completamente el ojo en el lado afectado, lo que resulta en un lagrimeo excesivo y sensibilidad a la luz

Con la verdadera parálisis de Bell, es probable que tenga todos estos síntomas enumerados, a veces todos a la vez. Este trastorno no es cualquier cosa. Te fastidiará de varias maneras, por lo que tendrás que ser fuerte durante todo el proceso, y hablar con tus seres queridos para que te apoyen.

Si nota entumecimiento debajo de la mandíbula en el lado afectado, vaya a emergencias o llame al 911. Sus brazos y piernas no deben verse afectados por un verdadero caso de parálisis de Bell. La pérdida de sensibilidad o la incapacidad para caminar o equilibrar uno o ambos brazos son signos de un accidente cerebrovascular.

Si el entumecimiento en tu cara es aislado, hay una gran probabilidad de que tengas parálisis de Bell. La parálisis de Bell aparece de repente, generalmente al despertar. Si se ha degenerado progresivamente en parálisis facial, tiene aún más razones para acudir a su neurólogo o a urgencias porque es sin duda otra enfermedad. Que no cunda el pánico con la auténtica parálisis de Bell. Probablemente, ahora esté leyendo este libro durante los días posteriores al diagnóstico, como superviviente de la parálisis de Bell.

INTRODUCCIÓN

Así que se ha despertado, su cara está torcida y su sonrisa ha desaparecido. Es posible que no se haya dado cuenta hasta que haya ido a desayunar y la comida se le haya caído por un lado de la boca. O tal vez fue a echarse agua en la cara al despertar, cuando de repente sintió algo extraño en un lado, y entonces miró hacia arriba y encontró que la mitad de su cara se había caído hacia abajo. Su boca cuelga hacia un lado. Hay un extraño entumecimiento. Lucha por hablar.

Antes de llegar a su médico de cabecera o a urgencias, consideró la posibilidad de que estuviera teniendo un derrame cerebral (que no es algo que tomar a la ligera), pero se dio cuenta de que el entumecimiento estaba aislado en su cara y que el resto de su cuerpo funcionaba de manera segura y completa.

Una vez descartado de forma segura un derrame cerebral, posiblemente ya haya llegado al médico relativamente rápido. Cualquier retraso en el uso de esteroides y medicamentos antivirales conducirá a un retraso en la curación. Se le debe recetar un medicamento corticosteroide oral, como prednisona, así como un medicamento antiviral.

Una vez que se le haya diagnosticado y recetado la medicación adecuada, está preparado para lidiar con un trastorno conocido como Parálisis de Bell.

Insista para recibir un diagnóstico correcto. Según un informe de la *BBC*, el 19% de los pacientes sufrieron un diagnóstico erróneo que retrasó su recuperación. Esto es simplemente inaceptable.

Antes de experimentar este trastorno de primera mano, es posible que haya pensado que la parálisis de Bell era consecuencia de no cuidarse. Tal vez pensaba que era un defecto de nacimiento. A veces se confunde con la parálisis cerebral. Pero la parálisis de Bell no es nada de eso. Las personas perfectamente sanas, sobre todo entre finales de la adolescencia y finales de la treintena, se despiertan con este trastorno. Es una condición que aparece de la nada y puede afectar a cualquiera y en cualquier momento. Este libro presentará los aspectos más destacados de la literatura médica y le proporcionará recomendaciones de estilo de vida para ayudarlo con su recuperación de la manera más rápida posible.

Cuando de repente me desperté con este extraño trastorno, fui directamente a Google. Mi cuñado Andy se había despertado con Bell sólo un año antes, así que estaba algo familiarizado con la condición, pero ciertamente no estaba preparado para ella. Realmente no tenía ni idea de lo que Andy había pasado; nadie realmente lo había hecho. Y eso es algo de lo que tienes que darte cuenta desde el principio: a menos que alguien más haya tenido esto, será difícil para cualquier otra persona comprender las luchas internas por las que pasarás.

La buena noticia es que este trastorno no es permanente o peligroso, la mayoría de las veces. "Podría ser peor" se convirtió en mi lema.

Una de las primeras cosas que muchos de ustedes harán cuando lleguen a casa de la consulta del médico con ese primer diagnóstico es una búsqueda en Internet. Google va a darle más de 1.1 millones de resultados. Muchas de las organizaciones médicas con sitios web .org van a repetir la misma información una y otra vez, aunque algunos sitios le darán una o dos nuevas cositas a considerar. Otros sitios web .com y .net proporcionan opiniones y teorías que no siempre son creíbles. Algunas personas expresan ideas bastante extremas en sus blogs y sitios. Algunos sitios web incluso recomiendan procedimientos obsoletos como cerrar el ojo por la noche, ¡algo que no se ha recomendado en décadas! Tenga cuidado con quién escucha en Internet.

Sentí la misma frustración cuando fui a buscar libros sobre el tema. Algunos de los libros son exagerados y confusos con la jerga médica, algunos son muy engañosos e incompletos, y algunos libros promueven solo un enfoque. Por ejemplo, no hay ninguna razón por la que necesite leer cientos de páginas para llegar a los fundamentos de la recuperación de este trastorno. Se trata tan solo de un autor o editor que extiende el número de páginas para poder cumplir con el estándar de la industria y, así, cobrarle más. Tampoco hay razón para leer un libro entero que simplemente repite algo que se encuentra en cada referencia web sobre el trastorno. Estas razones me han llevado a escribir este libro. *El libro de Bell* le ahorrará tiempo, dinero y energía. Lo necesitará para curarse.

Soy afortunado de estar en el campo de la educación y tener acceso a revistas médicas en las bases de datos académicas. Después de una amplia búsqueda en Internet, pasé a los artículos de revistas revisados por pares más explicativos para obtener información más específica y creíble. Quería saber qué demostraban los estudios más recientes. Las revistas comentaban tratamientos y hallazgos no disponibles para el público en general en esos sitios web .org o .gov y ciertamente no en los menos creíbles sitios .com y .net. Entonces leí varios estudios más antiguos para entender la historia del estudio del trastorno. Las perspectivas internacionales encontradas en revistas médicas de todo el mundo también fueron de gran ayuda.

Lo que he hecho en este breve libro es recopilar la información más interesante y útil sobre esta condición. No es un libro innecesariamente detallado (y agotador) que sólo los médicos y científicos pueden leer. Este es un libro destinado a que la persona promedia lo entienda y se beneficie de él. De vez en cuando, no hay forma de no usar un término médico, pero he hecho un esfuerzo para simplificar este libro para que sea legible para más personas. Vuelva a él cuando lo necesite y úselo como guía a través de su recuperación.

Soy profesor e investigador. Tengo experiencia con el trastorno. Pero no soy su médico, así que tenga en cuenta que estoy transmitiendo información experta, estadísticas y hechos de estudios de investigación primaria y fuentes secundarias creíbles externas, además de mi observación de primera mano. También estoy traduciendo todo esto a un lenguaje que todos puedan entender. Le insto a que siga visitando a su médico de atención primaria y neurólogo. En el capítulo sobre el tratamiento, comparto lo que me ayudó. Se ha descubierto que todos estos enfoques también ayudan a muchos otros, pero tenga en cuenta que el viaje de cada uno es diferente. Cómo sanamos y qué enfoques enfatizamos van a depender de nuestras necesidades individuales, pero lo que tenemos en común es un camino mutuo hacia la recuperación.

En su búsqueda inicial en Google, sin duda se encontró con miles de elementos visuales.

Gente con sonrisas torcidas. Las personas con un ojo abultado y con el otro apenas abierto. Caras retorcidas. Caras caídas. Horribles versiones de lo que todos hemos sido. Algunas de estas fotografías pueden ser aterradoras. Algunos lo harán sentir mejor si su caso no es tan grave. Ver fotos de personas que ofrecen las novedades sobre su afección semana a semana también puede proporcionar esperanza, ya que la mayoría de ustedes pueden esperar una recuperación completa o casi completa.

No cabe duda. Le ha tocado un trastorno penoso, y puede haber algunos momentos aterradores y problemas sociales, pero puede superar esto. Piense en sí mismo como elegido, maldito o bendecido, pero sepa que habrá personas en la consulta de ese neurólogo que no se recuperarán de sus lesiones o enfermedades. Tiene esperanza. Mucha.

¿Por qué yo? ¿Por qué ahora? ¿Qué puedo hacer? Siga leyendo para obtener una breve formación sobre la afección o siéntase libre de saltar a los diferentes capítulos, según los necesite. Mi propia historia está al final si prefiere comenzar por ahí, o salte al capítulo de tratamiento para comenzar su recuperación.

Pero tenga en cuenta que he mantenido todo en una forma breve y simple, por lo que seguir la secuencia proporcionada no será demasiado cansino. Cuantas menos palabras tenga que descifrar, más podrá concentrarse en su recuperación y más rápido sanará.

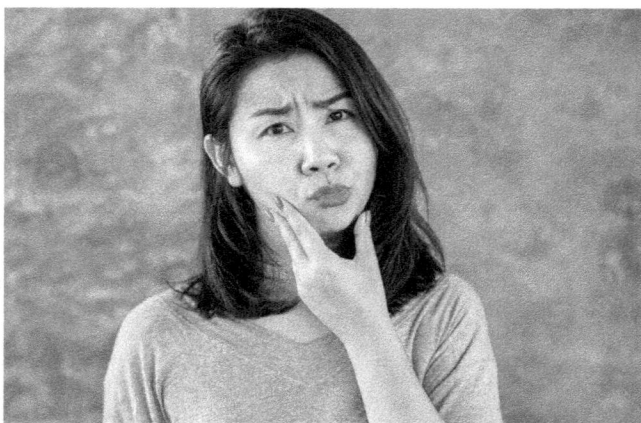

¿QUÉ ES LA PARÁLISIS FACIAL DE BELL?

La parálisis de Bell es una condición misteriosa que generalmente paraliza un lado de la cara. Afortunadamente, hay muy pocos casos en los que las personas la experimenten en ambos lados de la cara a la vez. La parálisis de Bell es idiopática, lo que significa que los médicos y científicos no tienen idea de por qué sucede. Saben que el nervio facial está dañado debido a una inflamación, pero no saben exactamente por qué sucede.

Los investigadores creen que la inflamación es causada por una lesión o un virus, pero no han podido aislar el ADN viral en una biopsia. El potencial sospechoso es el virus del herpes humano, que permanece latente en nuestro sistema nervioso sin ser detectado durante décadas.

Historia

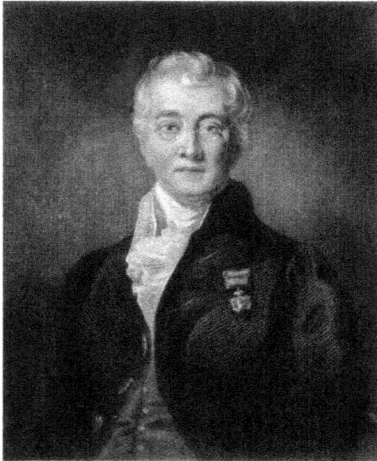

La afección lleva el nombre del médico escocés del siglo XIX Sir Charles Bell (véase más arriba) que estudió la anatomía del nervio facial y la parálisis facial unilateral. El Dr. Bell (1774-1842) descubrió la diferencia entre los nervios sensoriales y los nervios motores en la médula espinal y más tarde estudió la conexión entre el séptimo nervio craneal y la parálisis facial en su artículo de 1821 *Sobre los nervios: dando cuenta de algunos experimentos sobre su estructura y funciones, que conducen a un nuevo arreglo del sistema.* Bell también escribió *Ensayos sobre la anatomía de la expresión en la pintura* en 1806.

Bell también era un buen ilustrador. Esta es la Placa II de *Anatomía y Filosofía de la Expresión* de Charles Bell (1844, tercera edición), del dominio público:

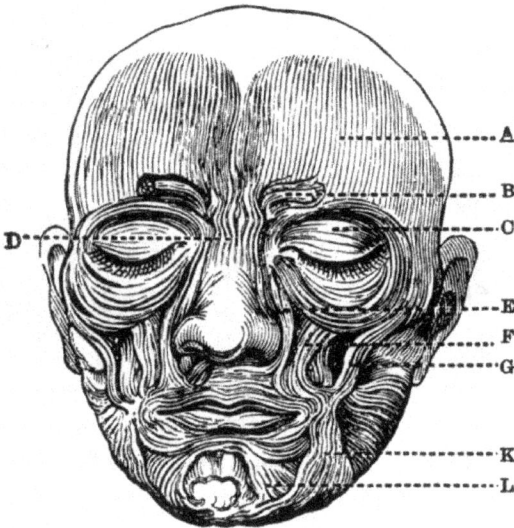

Fɪɢ. 1.—Diagram of the muscles of the face, from Sir C. Bell.

La parálisis de Bell ha existido desde siempre. Los antiguos pensadores de Egipto, Grecia, Roma y las culturas nativas documentaron y reconocieron el desorden. El primer médico griego y "padre de la medicina" Hipócrates (siglo V a. C.) hizo referencia a los trastornos del nervio facial: "Las distorsiones del rostro, si coinciden con algún otro trastorno del cuerpo, cesan rápidamente, ya sea espontáneamente o como resultado del tratamiento. De lo contrario, hay parálisis ". Areteo (siglo I d.C.) describió la parálisis, incluyendo las partes de la cara: "Así, las partes a veces se paralizan individualmente, como una ceja..."

Una descripción completa temprana del trastorno fue completada por el médico persa del siglo IX Abu Bakr Muhammad ibn Zakariya Razi (865–925 d. C.). Razi describió la parálisis facial bilateral: "He visto a un hombre que...estaba afectado por un tipo de distorsión facial en la que su cara no estaba torcida, pero uno de sus ojos apenas podía cerrarse...y cuando bebía, el agua caía de su boca". El libro de Razi *al-Hawi* incluía una sección sobre el trastorno y fue traducido por primera vez al latín en 1279. A pesar de que fue publicado en Europa en 1468, nunca fue traducido al inglés y no fue leído ampliamente en toda Europa.

Abu al-Hasan Ali ibn Sahl Rabban al-Tabari (838–870 d. C.) fue otro médico persa que escribió sobre la condición: "Si la mitad de la cara se paraliza, será atraída hacia el lado sano, porque los músculos que están sanos son fuertes, y tirarán de los músculos paralizados hacia sí mismos".

Otros médicos tempranos como Cornelis van der Wiel (1620-1702), James Douglas (1675-1742), Nicolaus A. Friedreich (1761-1836) y Evert Jan Thomassen à Thuessink (1762-1832) estudiaron y escribieron sobre la parálisis facial. Van der Wiel describió a una paciente con una "torsión de la boca" que se curó después de unas semanas. Friedreich escribió una extensa tesis sobre el asunto en 1797 en Alemania y describió la condición como "parálisis facial reumática". Richard Powell observó, estudió e informó sobre el inicio y la recuperación en 1813. Uno de los trabajos de investigación más antiguos en las bases de datos modernas se remonta a 1927.

Teorías

En la era moderna de la medicina en el siglo XX, los médicos plantearon la hipótesis sobre la parálisis de Bell. Las primeras conclusiones parecen ser más especulativas. Para 1945, algunos investigadores creían que las infecciones dentales causaban la parálisis de Bell, lo que parece razonable porque las infecciones dentales pueden afectar a la cara, y los cirujanos dentales a menudo evitan las extracciones de muelas del juicio en personas mayores de cuarenta años debido al riesgo de daño nervioso. Pero esta teoría nunca se desarrolló realmente con evidencia alguna.

La teoría del virus del herpes se ha mantenido mucho mejor a través de los años. Hay al menos nueve virus del herpes que infectan a los seres humanos. Cinco tipos son tan comunes que al menos el 90% de los adultos han sido infectados con al menos uno, como señalaron Wald y Corey.

En 1941, los investigadores en observaciones clínicas conectaron la parálisis de Bell al herpes varicela zoster, que produce varicela y culebrilla. La investigación médica todavía era demasiado limitada para probar nada. Un estudio más reciente en Brasil en 2010 que involucró a 171 participantes encontró que solo dos pacientes de Bell (1.7%) tenían el virus varicela zoster (VZV) en sus muestras de saliva. El hecho de que no lo hayan encontrado, no significa que no estuviera allí, pero 2 de 171 es muy bajo.

En 1971, el Dr. David McCormick argumentó que un tipo diferente de virus del herpes conocido como simplex (HSV) era causa de Bell. El virus del herpes simple se encontró en el

21,9% de los casos en un estudio médico realizado en 1999 por Chakravarti et al. En un grupo de reactivación separado, el número estaba más cerca del 50%. Sin embargo, estos porcentajes no son lo suficientemente altos como para ser considerados una causa probada. Los investigadores señalaron que solo hicieron pruebas para el tipo 1 y reconocieron que tal vez hay diferentes causas.

En un artículo de 1996, Murakami et al. habían concluido que el herpes simple tipo 1 era la causa de la parálisis de Bell. El VHS se detectó en 11 de 14 pacientes (79%) con Parálisis de Bell, pero el estudio tuvo un tamaño de muestra extremadamente pequeño de los sujetos, lo que hace que surjan dudas sobre la afirmación. Los investigadores tampoco detectaron HSV en pacientes con el síndrome de Ramsay-Hunt más grave. Según Sweeney et al., se ha encontrado que el virus del herpes zóster causa de forma más definitiva el Síndrome de Ramsay-Hunt, que implica síntomas similares pero más extremos.

En 2001, Takahasahi et al. fueron capaces de inducir la parálisis facial en ratones durante las pruebas en animales utilizando el virus del herpes simple. Sin embargo, solo el 58% de los ratones desarrollaron parálisis facial. Incluso si las pruebas en animales fuesen determinantes para esto, que no lo son, claramente aún no es suficiente para demostrar que el virus del herpes simple por sí solo causa la parálisis de Bell.

Hablando de animales, ellos también son víctimas de la parálisis facial. Según Varejao et al., la forma más común de parálisis facial en perros es idiopática. Otras causas de parálisis facial en animales no humanos se han relacionado con hipotiroidismo, infección del oído, trauma y lesiones, según William Thomas, DVM. Se ha observado parálisis facial en gatos, perros, caballos y otros mamíferos.

En 2020, algunos pacientes con COVID-19 desarrollaron parálisis facial. Un estudio de la Dr. Lima et al. dio cuenta de ocho pacientes con COVID-19 y parálisis facial. Siete de ellos eran mujeres, cuatro de ellos tenían más de treinta años, y cinco de ellos mostraban una recuperación completa. La mitad estaba afectada en el lado izquierdo de la cara y la otra mitad en el lado derecho. Este hallazgo parece ir bien con la teoría viral, pero hay dos problemas principales. ¿Por qué la mayoría de los pacientes con COVID-19 no desarrollaron parálisis facial?

Aún más, ¿por qué los pacientes con parálisis de Bell no muestran ningún otro síntoma viral?

Los investigadores se han acercado más a la identificación de un virus como causa secundaria (lo suficiente como para recetar un medicamento antiviral), pero aún no pueden aislar ningún virus de los pacientes en una biopsia para su confirmación final. Independientemente de qué virus, la mayoría de las personas con virus no desarrollan parálisis facial. Puede ser que la parálisis de Bell sea causada por múltiples factores e impulsada por la actividad viral subyacente, pero ningún virus puede ser la causa.

También ha habido una creencia de que la parálisis de Bell se propaga como un virus contagioso, pero no hay evidencia concluyente. Reaves et al. descubrieron un grupo en 2011 con tres casos de parálisis de Bell en un edificio de oficinas, lo que es una coincidencia sorprendente para un trastorno tan raro. Pero finalmente no fueron capaces de localizar una conexión causal.

Si bien las vacunas son críticas para la salud humana (y todas las vacunas recomendadas deben completarse, al menos en un horario alternativo), ha habido algunos hallazgos muy raros que las vinculan con la parálisis de Bell. Un estudio suizo de Mutsch et al. descubrió que una vacuna intranasal aumentaba el riesgo de parálisis de Bell. Un estudio sueco de Bardage et al. encontró que los riesgos relativos aumentaron para la parálisis de Bell después de la vacunación contra la influenza A. Otro estudio de Tseng et al. publicado en *Pediatrics* argumentó la relación entre la parálisis de Bell y la vacunación conjugada meningocócica. La vacunación contra la hepatitis B también se pensó que era una causa rara de Bell, según el Dr. Alp et al., según su publicación en el *Journal of Health and Popular Nutrition*. Tenga en cuenta que estos resultados raros no se han duplicado.

Durante el apogeo de la pandemia en 2020, las teorías de la conspiración sobre la vacuna Covid se difundieron en Internet. Sin embargo, la parálisis de Bell entre aquellos que se pusieron la vacuna es aproximadamente la misma que en la población general, lo que significa que usted tiene la misma posibilidad de desarrollar el trastorno después de recibir la vacuna que antes de recibirla, según lo argumentado por Cassie Drumm para el Jefferson Facial Nerve Center. El argumento de que la vacuna causa la parálisis de Bell es una falacia lógica de causa falsa. B no es causado por A sólo porque se produce después de A. Repasaremos estas creencias en secciones siguientes del libro.

El estrés es otra causa no confirmada de la parálisis de Bell. Muchos expertos sospechan que el estrés puede desencadenar un virus, que luego causa la inflamación. En el Reino Unido, donde existe un riesgo de uno por sesenta de desarrollar parálisis de Bell a lo largo de la vida, una encuesta reciente de 421 pacientes reveló que más de la mitad había sufrido ansiedad y depresión, según la Organización de Parálisis Facial del Reino Unido. Sabemos que el estrés afecta a su sistema inmunológico. Sabemos que un sistema inmunológico reducido conduce a todo tipo de dolencias, por lo que tal vez el estrés es una de las raíces.

Aunque ha habido casos documentados de Bell en varias generaciones de una familia, tampoco se ha demostrado que sea hereditario. En 2021, Skuladottir et al. abogaron por un vínculo genético después de encontrar la primera asociación entre la parálisis de Bell y la variante de secuencia rs9357446-A. Sin embargo, los investigadores no pudieron concluir nada con certeza. Finalmente recurrieron a la teoría del virus y reconocieron que el de Bell sigue siendo idiopático. Sin embargo, tal vez esto es sólo el comienzo de la búsqueda de una fuente genética y el tratamiento.

¿Te han confundido ya todas estas teorías contradictorias? La parálisis de Bell es seguramente uno de los trastornos más discutidos y misteriosos. En la medicina oriental, los chinos se refieren a la parálisis de Bell como un golpe de viento y creen que tanto los "vientos" internos como externos interrumpen el equilibrio del cuerpo. Tal vez también tengan razón. Incluso con todos estos años de investigación, parece que no sabemos mucho más acerca de los postulados que Charles Bell planteó en 1821.

Hechos:

He aquí lo que sí sabemos. La cara tiene doce nervios craneales. El nervio que se ve afectado cuando se tiene Bell es el séptimo nervio craneal, a veces denominado CNVII. Este séptimo nervio craneal es responsable del movimiento facial. Afecta al músculo estapedio del oído medio, por lo que probablemente tenga sensaciones extrañas en el oído del lado afectado. El séptimo nervio craneal también afecta el gusto, por lo que es posible que tenga una pérdida del mismo. El nervio viaja a través de un estrecho canal óseo en el cráneo. La parálisis de Bell ocurre cuando hay una interrupción de ese nervio, lo que causa a su vez una interrupción en la comunicación entre el cerebro y el nervio.

La parálisis facial general es causada por múltiples factores que afectan el área y conducen a la inflamación del nervio. El traumatismo en la cabeza y la cara es una de las causas. Una anestesia dental mal suministrada puede causar parálisis facial, aunque los efectos deberían disiparse rápidamente. Un tumor también podría ser una causa. Las lesiones de las neuronas motoras inferiores pueden provocar parálisis después de dañar el nervio craneal, lo que puede alterar el habla, la deglución, el gusto y el músculo de la lengua. También se ha descubierto que las infecciones bacterianas como la enfermedad de Lyme causan parálisis facial.

Hay evidencias de que la parálisis de Bell tiene una mayor incidencia en mujeres embarazadas y personas con diabetes. Cuanto más elevado sea el nivel de hemoglobina glicosilada, más grave será la parálisis facial. Los factores de riesgo para la parálisis de Bell incluyen embarazo, preeclampsia, diabetes e hipertensión. Las mujeres embarazadas que desarrollen parálisis de Bell deben someterse a exámenes de detección de preeclampsia.

La parálisis facial idiopática (la auténtica parálisis de Bell) es la "causa" más común de la lista, mientras que la segunda causa más común de parálisis facial es el accidente cerebrovascular. El diagnóstico de parálisis de Bell se define a partir de congestión vascular y neuropatía por atrapamiento, consecuencia de inflamación, edema y estrangulación. En otras palabras, algo ha presionado el nervio y lo ha dañado. El problema es que los expertos no pueden determinar exactamente qué lleva a estas causas. El proceso es claro, pero la causa sigue siendo un enigma. La buena noticia es que la parálisis de Bell es mucho menos preocupante que la parálisis facial causada por otros factores.

Diagnóstico

Su neurólogo probablemente usará la escala House-Brackmann para determinar la gravedad de su caso. La escala House-Brackmann es un sistema de evaluación desarrollado en 1985 por el Dr. John W. House y el Dr. Derald Brackmann. Se asigna un punto por cada 0,25 cm de movimiento tanto para el movimiento de la ceja como para el de la boca, con un máximo de 1 cm. La escala no es la única herramienta utilizada para continuar el tratamiento, pero es la estándar en la evaluación inicial.

ESCALA DE HOUSE-BRACKMANN

Grado I: Normal

Grado II: Debilidad facial leve u otra disfunción leve. Tono normal y simetría en reposo. Cierre completo del ojo sin esfuerzo. Ligera asimetría de la boca cuando se producen movimientos faciales.

Grado III: Disfunción moderada; estos pacientes generalmente no muestran ninguna debilidad facial notable, mantienen el cierre completo de los ojos y un buen movimiento de la frente con esfuerzo.

Grado IV: Disfunción grave moderada. Debilidad facial obvia. Movimiento bucal asimétrico. Sin movimiento de frente. Cierre de ojos incompleto.

Grado V: Disfunción grave. El movimiento es apenas perceptible. Ligero movimiento de la boca. Sin movimiento de frente. El ojo es incapaz de cerrarse. La función está en 1-25%.

Grado VI: Parálisis total. No hay movimiento facial.

Cifras

Los estudios de investigación internacionales revelan cinco distinciones importantes:

1. La de Bell representa el 60-75% de todos los casos de parálisis facial.

2. Hay más casos durante los meses de invierno más fríos y menos durante los meses más cálidos.

3. El lado derecho de la cara es más común.

4. Los hombres son ligeramente más propensos a contraer Bell.

5. El 85% de las personas a las que se les diagnostica parálisis de Bell se recuperan en unos pocos meses.

La parálisis de Bell es una enfermedad global que puede afectar a cualquier persona en cualquier lugar. Se estima que un millón de personas padecen Bell cada año en todo el mundo, compartiendo la lucha que usted sufre también. Entre 12.400 y 24.800 padecen Bell en el Reino Unido cada año. En Alemania, hay entre 7 y 40 casos por cada 100.000 habitantes. En España, hay entre 11 y 40 casos por cada 100.000 cada año en promedio, aunque las cifras han sido tan altas como 240 por cada 100.000. Aunque solo afecta a 1 de cada 65 en los Estados Unidos, la cifra indica alrededor de 40,000 estadounidenses cada año. La incidencia más alta encontrada hasta la fecha fue en Seckori, Japón en 1986, y la más baja se encontró en Suecia en 1971.

Si bien los investigadores no han señalado ninguna diferencia geográfica en la incidencia de la parálisis de Bell, muchos países tienen informes deficientes o no hay información en absoluto, por lo que se necesita un mayor esfuerzo internacional para rastrear la huella del trastorno. Tenga en cuenta que no hay lugar en el mundo que no haya tenido casos de parálisis de Bell. La siguiente tabla contiene un muestreo de los datos recogidos basados en los promedios de la población. Hay un margen de error seguro debido a la notificación de fallas y las víctimas que lamentablemente no buscan o no pueden buscar tratamiento.

Panorama internacional:

Nación	De cada 100.000 personas
Alemania	7-40
España	11-40
Australia	11-40
U.S.	15-23
Sudán	15-30
China	20-30
India	25
Japón	30
Italia	53

La mayoría de los estudios de población muestran generalmente una incidencia anual de 15–30 casos por 100.000 habitantes. Algunas naciones mantienen cifras más altas algunos años, por lo que la tabla representa solo el panorama correspondiente al año más reciente disponible. No pude encontrar ningún estudio que comparara y contrastara años en ubicaciones geográficas, y una razón podría ser la presentación de informes deficientes incluso en las naciones más desarrolladas. Recomendaría la realización de estudios futuros para examinar los contrastes y las ubicaciones.

Si tenemos en cuenta el porcentaje promedio, estamos hablando de casi 450.000 personas afectadas por parálisis de Bell solo en China e India cada año. ¡Esos dos países albergan a casi la mitad de las 1.170.000 personas en todo el mundo que se despertarán con la cara paralizada por el trastorno de Bell cada año!

Un importante estudio nigeriano publicado en *African Health Sciences*, reveló que la edad de 20 a 34 años es el grupo con mayor posibilidad de despertar con parálisis facial, un 40.3% de posibilidad. De 0 a 12 años y de 13 a 19 años, cada grupo tiene solo 6.7% de posibilidad. El estudio encontró que los "hombres de negocios" tenían la mayor incidencia con más del 30% más de probabilidades de desarrollar parálisis facial que los profesionales médicos. Aunque solo el 39% de los casos de parálisis facial en este estudio eran verdaderos casos idiopáticos de parálisis de Bell, seguía siendo la causa más importante.

Otros estudios han identificado una incidencia máxima a los cuarenta años, pero una parte de los pacientes tienen veinte. La enfermedad también puede afectar a adolescentes y niños en ocasiones. La mayoría se recupera muy rápidamente sin ninguna marca permanente. Un estudio evaluó a 170 niños durante un periodo de 17 años y descubrió que la parálisis de Bell representaba el 42% de las parálisis del nervio facial frente a los tumores, solo el 2%.

A pesar de lo horrible que parece esto, si usted o su hijo/a se han despertado con este trastorno, las cifras están a su favor. La auténtica parálisis de Bell no es peligrosa, pero precisamente por eso es tan importante descartar otras afecciones que causan parálisis facial. Más del 90% se recuperará bastante bien de la parálisis de Bell. Otros tendrán que trabajar en ello un poco más. De hecho, según lo que he visto, nadie superará la enfermedad ni se recuperará sin poner un poco de su parte.

¡Ánimo!

LA ANATOMÍA DE UNA SONRISA

¿Qué es una sonrisa? ¿Qué lleva a que se produzca una sonrisa? La gente da por sentada la sonrisa. Es una simple sonrisa, se piensa. ¿Acaso puede implicar alguna dificultad? Sin embargo, se siguen numerosos y complejos pasos fisiológicos para que tu cara esboce una sonrisa.

La cara tiene doce nervios craneales. El nervio que se ve afectado cuando usted tiene Bell es el séptimo nervio craneal, a veces denominado CNVII. El séptimo nervio craneal sale de la corteza cerebral y emerge del cráneo justo delante de las orejas. Luego se divide en cinco ramas primarias: temporal, cigomática, bucal, mandibular y cervical. Los 43 músculos de tu cara son completamente inútiles sin estos nervios.

El séptimo nervio craneal es responsable del movimiento facial. Este nervio también afecta los oídos y la lengua, por lo que alguien con Bell a menudo tendrá también problemas de audición y gusto. El CNVII viaja a través de un estrecho canal óseo en el cráneo. La parálisis de Bell se produce cuando hay una interrupción de ese nervio, lo que causa una interrupción en la comunicación entre el cerebro y el nervio.

El cigomático mayor es el músculo de la expresión facial, que dibuja el ángulo superior y posterior de la boca para permitir que uno sonría. Como todos los músculos de la expresión facial, el cigomático mayor es inervado por el nervio facial (el séptimo nervio craneal), más específicamente, las ramas vestibular y cigomática del nervio facial. Más del 70% de los sujetos en un estudio de Penn et al. fueron capaces de percibir una sonrisa con solo el 40% de función del cigomático mayor unilateral paralizado. Sin una contracción del cigomático mayor y el músculo elevador del ángulo de la boca, no se puede producir una sonrisa perceptible.

El cigomático mayor (en rojo brillante en el diagrama de la página siguiente) es su músculo de la sonrisa.

músculo cigomático mayor

De Sobotta, en el dominio público

Como se puede observar en el siguiente diagrama, ¡la anatomía de la cara es muy compleja! Esta es una ilustración anatómica de Hermann Braus de la edición alemana de 1921 de *Anatomie des Menschen: ein Lehrbuch für Studierende und Ärzte* con terminología latina. Exhibe los numerosos músculos faciales esenciales para producir expresiones en la cara.

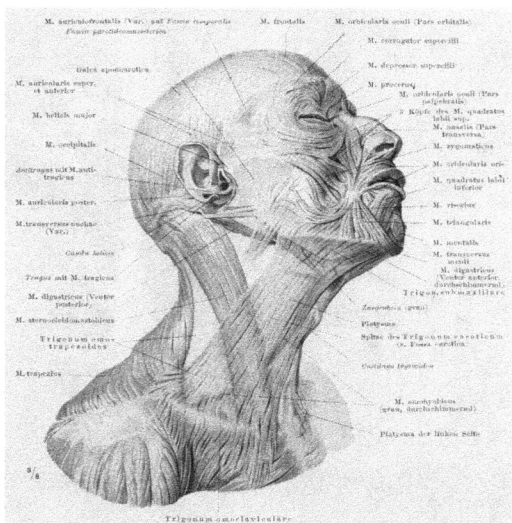

Músculos faciales

De Braus, en el dominio público

Los nervios de su cara son como una telaraña que se arrastra por debajo de la superficie de la piel. Si pudiera pellizcar solo uno de estos nervios, tendrá pérdida de músculo y/o dolor. La siguiente imagen muestra la vista lateral del nervio facial para mostrar qué extensión abarca de su cara. La parálisis de Bell ocurre cuando el nervio se daña antes de ramificarse, justo cuando sale del área de la oreja hacia la mejilla.

The Facial Nerve

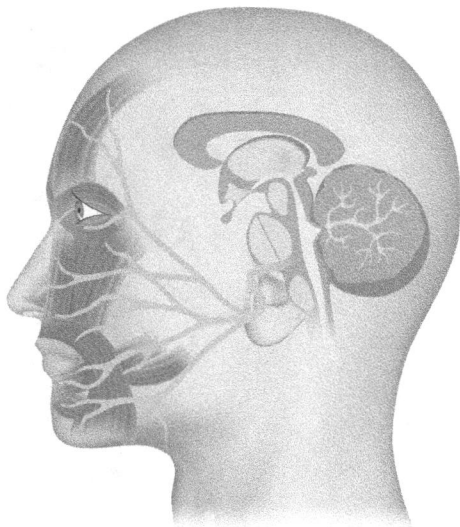

Todo empieza en el cerebro. Observe el nervio facial verde en la mitad inferior del siguiente diagrama. Sus movimientos faciales empiezan en ese nervio. Por ello, el neurólogo es el mejor especialista para esta afección.

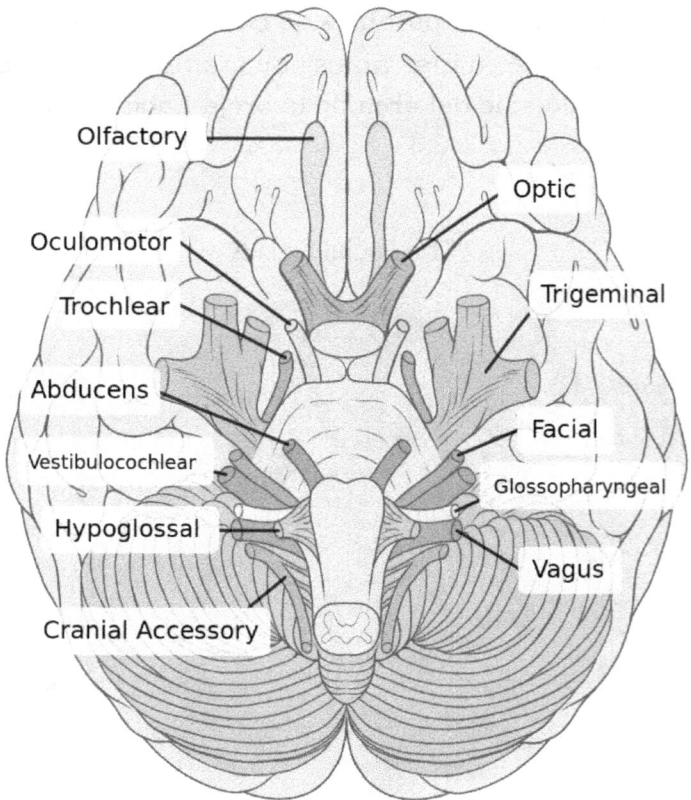

Ilustración médica: Patrick Lynch

La siguiente fotografía es una ilustración perfecta de alguien con parálisis de Bell aproximadamente entre la semana dos y seis del desarrollo del trastorno. El hombre está sonriendo lo máximo que le es posible. Su lado derecho es normal, pero su lado izquierdo está congelado. No tiene la caída severa que algunas víctimas tienen, pero también podría situarse ya a una o dos semanas de la fase inicial, y probablemente después de un tratamiento con esteroides, que estabiliza la cara. Observe cómo desaparecen los pliegues faciales en el lado izquierdo afectado. Si bien el lado izquierdo de la frente no muestra una diferencia significativa, notará que el ojo izquierdo está ligeramente agrandado; esto se debe a que el ojo del lado afectado no puede cerrarse completamente o parpadear.

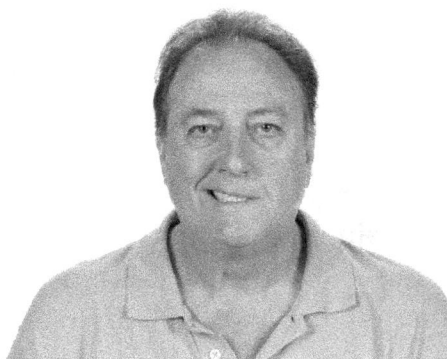

La ceja de la mujer de abajo está mucho más elevada en el lado izquierdo afectado. El ojo en el lado paralizado es forzado a abrirse y parecerá más grande. Muchas personas padecen casos tan intensos de Bell que la parálisis se desliza hacia arriba en la cara, algo que también afectará a la capacidad de mover la ceja o arrugar la frente.

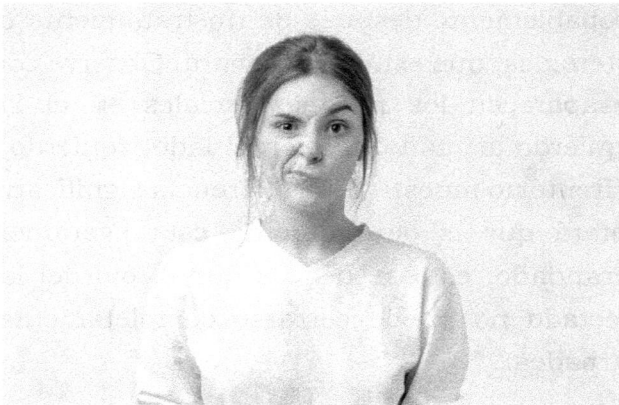

El rostro humano es una creación maravillosa. La cara maneja los cinco sentidos y nos permite comunicarnos y comer. Es increíble que un boxeador pueda recibir tales golpes, y, sin embargo, todo un lado de la cara puede desconectarse instantáneamente de la noche a la mañana por un daño de origen desconocido en un minúsculo nervio.

LA SOCIOLOGÍA DE LA SONRISA

La sonrisa humana es compleja. El resultado de la parálisis de Bell, o la desaparición de la sonrisa, tiene enormes efectos sociológicos y psicológicos en el individuo y las diferentes personas a su alrededor. En su libro *Una breve historia de la sonrisa* Angus Trumble define la sonrisa:

> Por supuesto, la sonrisa es más que una reacción química, una serie de contracciones musculares o un mecanismo. Es un concepto altamente sofisticado, una expresión de emociones, un modo de comunicación, un faro del deseo, un ritual... un evento, en otras palabras, de intenso interés psicológico, antropológico y social, producto de la observación, cognición e interpretación exhaustivas. (p. 56)

Las expresiones faciales tienen incalculable valor. Una sonrisa muestra que se es cálido/a, honrado/a y amigable. El ceño fruncido muestra insatisfacción. La sonrisa es una expresión placentera para la gente en los Estados Unidos, pero la gente en Rusia considera que sonreír públicamente a extraños es un comportamiento inusual e incluso sospechoso. Levine y Adelman señalan en su libro *Más allá del lenguaje*:

> Algunos rusos creen que los estadounidenses sonríen cuando no corresponde; algunos estadounidenses creen que los rusos no sonríen lo suficiente. En las culturas del sudeste asiático, la sonrisa se utiliza con frecuencia para cubrir el dolor emocional o la vergüenza. Los vietnamitas pueden contar la triste historia de cómo tuvieron que abandonar su país pero terminar la historia con una sonrisa.

En algunas partes de Asia, las personas pueden sonreír cuando están avergonzadas o sienten dolor emocional. Es un mecanismo de defensa, de la misma manera que alguien podría reírse en un momento de incomodidad. No significa que se estén riendo porque les hace gracia.

Levine y Adelman también advierten que no debemos intentar "leer" a las personas por sus expresiones faciales. Sin embargo, ¿cuántas veces escuchamos que "una persona debe haber cometido un crimen atroz porque parecía culpable dado que su rostro mostraba culpa o falta de empatía"? Puedo apostar a que hay gente en prisión ahora mismo condenada injustamente porque *parecían* culpables.

Los sociólogos han advertido que no se debe confiar en el análisis facial en los casos penales, teniendo en cuenta que cada uno/a muestra sus emociones de manera diferente.

Sabemos que la cultura, incluso la cultura personal local, difiere. Sabemos que las personas muestran o no muestran sus emociones y dolor de maneras radicalmente diferentes. También sabemos que las apariencias físicas no son en absoluto fiables. Todo esto se debe a que somos individuos con diferentes experiencias, cultura, personalidad, tipos de inteligencia y patrones de pensamiento. Usamos nuestras caras, pero pueden ser muy engañosas.

¡Pregúntele a cualquier persona con parálisis de Bell que esté sonriendo por dentro y no pueda mostrar esa sonrisa por fuera!

La sonrisa puede haber evolucionado de manera diferente entre diferentes especies, especialmente entre los humanos. El primatólogo Signe Preuschoft investigó la sonrisa durante 30 millones de años de evolución, situando su origen en una "sonrisa temerosa", originada cuando los monos y simios mostraban frecuentemente sus dientes ligeramente apretados para hacer saber a los depredadores que eran inofensivos. Hasta el día de hoy, el macaco Barbary utiliza lo que podría considerarse el antepasado de nuestra sonrisa. Si no se cree que los animales también sonríen, haz una búsqueda rápida en Google.

La sonrisa en la cultura pop

El libro Una breve historia de la sonrisa de Angus Trumble es una gran lectura que pasó meses en mi mesita de noche. Después de las descripciones básicas, las observaciones y el análisis de la sonrisa, Trumble centra una buena parte de su libro en la historia del arte. Si quiere explorar el lugar de la sonrisa en el arte, sin duda eche un vistazo a ese libro después de este.

Una cosa que Trumble no investiga: las muchas canciones que incluyen la palabra sonrisa en el título. Hay cientos de canciones de varios géneros que incluyen la palabra sonrisa. Desde pop, hip hop, rock, hasta country, hay cientos de canciones con "smile" en el título. Algunos de los artistas populares que han dedicado una canción a la sonrisa incluyen a Louis Armstrong, Maisie Peters, Mary J. Blige, Sarah Vaughan, Barbara Streisand, Nat King Cole, Fats Domino, Alanis Morrissette, Michael Jackson, Julian Lennon, Hall & Oates, Taylor Swift, Bruno Mars, Durand Jones and the Indications, David Gilmour, Pearl Jam, Weezer, Lou Bega, The Killers, Everclear, Red Hot Chili Peppers, Cheap Trick, Barry Manilow, Usher, Stevie Wonder, y muchos más. ¡La sonrisa está tan bien representada en la música que pude compilar una lista de reproducción de Spotify de más de trece horas de canciones con la palabra "sonrisa" en el título!

Piensa en dónde más puedes observar la sonrisa a tu alrededor. Hay cientos de libros de ficción que llevan la palabra "sonrisa" en sus títulos. Hay cientos de películas también. No olvides la sonrisa maligna perfeccionada por tantos actores que interpretan a villanos en las películas.

¿Qué distingue a una sonrisa agradable y una retorcida? Es posible que notes la maldad en los ojos de un/a villano/a mientras sonríe, algo que delata su intención. Pero, obviamente, las miradas también pueden ser engañosas a primera vista. A veces el personaje que parece infeliz es el héroe y el protagonista. A veces un personaje sonriente puede convertirse en un villano como en *The Joker,* que también tiene un problema con la risa.

La sonrisa humana también es bien acogida y utilizada en la publicidad. La sonrisa nos atrae y nos hace sentir aceptados y cómodos. Compañías de camisetas como *Life is Good* usan personajes de dibujos animados sonrientes. American Harvey Ball creó el gráfico del "smiley" amarillo y negro en 1963 que pasaría a ser un símbolo cultural icónico. Más tarde fundó la Fundación Mundial de la Sonrisa y el Día Mundial de la Sonrisa el primer viernes de octubre. Otra versión de la cara sonriente fue creada en 1971 por Franklin Loufrani y sería creada en la compañía Smiley, que más tarde creó los emoticonos de Internet que todos conocemos y usamos hoy en día.

Al igual que la risa, la sonrisa es saludable y contagiosa también. Pero, ¿qué pasa si esa sonrisa es sustituida por tristeza o dolor temporal? ¿Qué pasa si esa sonrisa es sustituida por depresión a largo plazo? Para esas personas, es cuestión de tiempo, terapia o medicación recuperar sus sonrisas. Una sonrisa equivale a salud.

Pero, ¿y si un trastorno como la parálisis de Bell le roba esa sonrisa? El siguiente capítulo le da lo que necesita para contraatacar y recuperar su sonrisa.

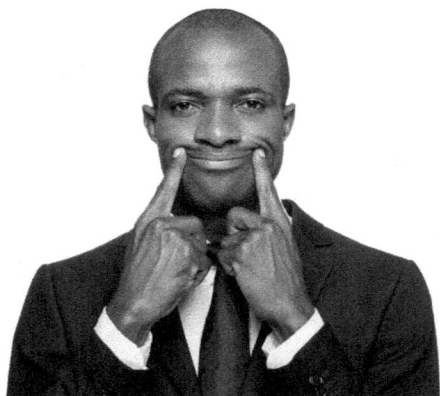

TRATAMIENTO Y RECUPERACIÓN

La parálisis de Bell debe tratarse agresivamente desde múltiples enfoques. Dado que afecta a todos de una manera diferente, es mejor probar tantos tratamientos como sea posible. No espere una cura inmediata. No existe ninguna. No hay formula mágica. No hay un procedimiento quirúrgico rápido. No hay ningún tratamiento que lo/la devuelva a su estado anterior de la noche a la mañana.

Debe adoptar un rol activo en su proceso de recuperación. El progreso lento a menudo es resultado de esperar que este trastorno mejore por sí solo. Debe hacer todo lo posible. Aparte de los esteroides y antivirales iniciales, no hay mucho más que su médico de cabecera pueda hacer por usted. Incluso el neurólogo está limitado, y la cirugía es sólo una opción a largo plazo para aquellos cuyos síntomas persisten, e incluso entonces los resultados son diversos. Ya ha dado el primer paso para sanar al leer este libro e informarse sobre la enfermedad. ¡Siga adelante!

Algo que probablemente encontró cuando hizo esa primera búsqueda en Google de la parálisis de Bell: muchas imágenes horripilantes. La mayoría de las caras retorcidas que verá en Internet son de personas en su peor momento en las primeras semanas. No es normal encontrar fotos del antes y el después en la mayoría de casos, aunque puede probar a buscar algunas.

Muchas personas han documentado las etapas de su trastorno en YouTube y otros sitios en línea. Esta documentación podría ayudar si le hace sentir mejor, pero no soy partidario de exponer los problemas médicos privados en Internet para que todos puedan verlos durante toda una eternidad. Si está pendiente de los demás, no deje que le asusten ni use sus experiencias como referencia para su propio progreso. Cada caso es distinto. Usted podría ser uno de los afortunados/as que supera el trastorno en cuestión de semanas; o, al contrario, podría ser un problema para toda la vida. Muchos se encuentran en un punto intermedio. Trabaje en su recuperación.

Estas son algunas de las cuestiones más importantes del tratamiento:

Toallas con agua caliente
Masaje, acupuntura, quiropráctico
Vitaminas y proteínas
Comida y bebida
Ejercicios
Cuidado de los ojos
Apoyo social y psicológico

Permíteme definir todas estas cuestiones y dar mis opiniones al respecto:

Toallas con agua caliente

Uno de los autotratamientos más fáciles, pero más importantes fue cubrir mi cara con una toalla caliente por la noche y siempre que pudiera sacar tiempo en el día. Caliente el paño, escúrralo y presione firmemente sobre su cara. Mueva los dedos y masajee. Finja que está tocando una guitarra en su cara. Imite a una araña caminando por su cara. Deje que su cara se sumerja en el calor. Repita por segunda o tercera vez mientras se acuesta para relajarse.

Haga esto 2-3 veces al día o más, incluso en la ducha, pero especialmente al final del día justo antes de ir a dormir. Tómese este momento para meditar. La relajación es clave en su recuperación.

Masaje

Esto es parte del plan a largo plazo para mantener los músculos de la cara funcionando y mantener todo el cuerpo relajado. Empecé con masajes en la cara y la cabeza y luego pasé a masajes de cuerpo completo para relajarme. El masaje facial le dolerá, pero se sentirá genial al terminar, y este tratamiento ayuda de verdad a mantener los músculos faciales activos. La mayoría de los centros de salud que ofrecen masajes le ofrecerán masajes faciales y contarán con un terapeuta entre el personal familiarizado con el trastorno. También puede buscar un especialista para la terapia sacral. La mayoría de los terapeutas de masajes en los spas de cadenas como *Hand and Stone* o *Massage Envy* no están completamente familiarizados con el trastorno, pero aún así pueden ayudar.

El masaje corporal completo es ideal para todo el mundo siempre. Muchos/as creen que se debería recibir un masaje mensual. Con este trastorno, vaya todo lo que pueda. Todo lo que haga para relajar todo su cuerpo ayudará a su recuperación. Si tiene a un ser querido en casa, pregúntele si le tocaría la cara. Pueden dudar o temer que vayan a hacerle daño, pero asegúrese de que incluso el toque más suave no solo le sentirá genial en esa área, sino que en realidad ayudará a sanarla.

Acupuntura

Fui a varias sesiones de acupuntura. El acupunturista le pincha la cara y el cuello con agujas y le trata con electroestimulación aplicando un bajo flujo de electricidad para estimular los músculos faciales. Nada de esto suele doler, aunque la estimulación eléctrica es incómoda si está demasiado alta. Asegúrese de hacerles saber si está cómodo antes de que se vayan para permitir que la estimulación haga su trabajo durante treinta minutos más o menos. A pesar de que mis resultados no fueron significativos y el coste económico era alto, valía la pena incluirlo en mi tratamiento general. Si hubiera podido permitirme más sesiones, podría haber tenido mejores resultados.

Se han demostrado mejores efectos con un régimen de acupuntura más agresivo. Estudios en Asia, donde la acupuntura es ampliamente utilizada y más aceptada, han reportado algunos beneficios para la parálisis de Bell. Pero esos estudios utilizaron un número increíble de sesiones de tratamiento, lo que no es financieramente factible para la mayoría de las personas en el mundo occidental, donde prácticamente ningún seguro cubre la acupuntura.

Hágase una idea de que costará entre $ 80-125 por sesión. Si dispone de los fondos, entonces a por ello. Si no, lleve a cabo este tratamiento hasta donde pueda.

Quiropráctico

Se asume que los tratamientos quiroprácticos solo son útiles para problemas de espalda y cuello, pero este tratamiento es ideal para todo su cuerpo. ¿Ha tenido dolor de muelas, pero descubrió que el dolor provenía en realidad de un diente diferente al que sospechaba? ¿Ha tenido dolor de cuello y después descubrió que en realidad provenía de otra parte de su columna vertebral? Las personas con problemas de columna suelen sentir dolor en otras partes del cuerpo, como el cuello, los brazos, las caderas, las piernas y los pies. También sufren de dolores de cabeza y ansiedad. Un ajuste de la columna vertebral devuelve el equilibrio a la estructura ósea, pero también resuelve los nervios pellizcados y otros problemas musculares y del sistema nervioso.

Aunque a veces las personas con problemas graves de cuello y espalda sentirán alivio inmediato, muchas no lo sentirán. Esas personas verán los efectos un día o dos más tarde. Tiene que darle a la quiropráctica el tiempo para que haga efecto.

Si tiene los medios económicos, ahora hay franquicias en las que se puede hacer un ajuste rápido a un buen precio, pero asegúrese de revisar las reseñas u obtener una recomendación para un/a médico/a en particular. Para un tratamiento más completo, busque un quiropráctico privado. Pasarán más tiempo con usted e incorporarán opciones de tratamiento adicionales como estimulación eléctrica, mesas de rodillos y ejercicios físicos. A diferencia de la acupuntura, la quiropráctica ahora está cubierta por algunas compañías de seguros en el mundo occidental, pero aún puede haber copagos significativos.

A pesar de que la atención quiropráctica ha demostrado ser eficaz para reducir los síntomas en muchos pacientes, no es un tratamiento ampliamente promovido para la parálisis de Bell. Al igual que la acupuntura, se podría señalar el número variable de meses que los diferentes pacientes necesitarán para recuperarse. Si el tratamiento quiropráctico tiene algo que ver con la curación, esto no se puede verificar; tal vez habrían estado en el mismo nivel exacto de recuperación. Pero vale la pena probar cualquier cosa que *pueda* ayudar, y el tratamiento podría hacerle sentir mejor de otras maneras al equilibrar un cuerpo que ni siquiera sabía que estaba desalineado.

Una visita semanal me ayudó a relajarme y equilibrarme. Recomiendo cualquier cosa que ayude a su salud en general de cualquier manera, y la quiropráctica es un tratamiento para todo el cuerpo que ayuda a equilibrar su estructura y acelerar la recuperación. Necesitará todo lo que esté a su alcance para vencer a la parálisis de Bell.

Vitaminas

Las vitaminas B son esenciales para el sistema nervioso. Tomar vitaminas B6 y B12 puede acelerar su recuperación. Encontré un frasco de B12 asequible en mi supermercado de confianza. Una dosis, un comprimido diminuto con sabor a cereza, permite obtener el 100% del valor recomendado al día.

También tomé 500-1.500 mg de vitamina C mediante tabletas masticables, disponibles en el supermercado. La vitamina C es esencial para la defensa del sistema inmunitario y en todo el mundo se utilizan megadosis elevadas como parte del proceso de recuperación de muchas enfermedades. Si vive en los Estados Unidos, tendrá que buscar un médico que le administre niveles farmacológicos de vitamina C intravenosa. Muchos médicos no se la ofrecerán a menos que pregunte e insista.

La vitamina D también es importante. Si bien no se ha encontrado que una deficiencia cause problemas, casi todas las personas con enfermedades, incluida la de Bell, tienen una deficiencia notable de vitamina D. Usted podría tomar un suplemento de vitamina D, que su médico/a le recomendaría si el análisis de sangre revela una deficiencia, pero aún así muchos alimentos tienen un contenido significativo de vitamina D. Tomar un poco el sol también es una manera de absorber vitamina D.

Yo tomo un multivitamínico de alta calidad, que contiene vitaminas D y C. Había dejado de consumir estos multivitamínicos cuando desarrollé parálisis de Bell, por lo que el diagnóstico me motivó a volver a ellos.

Las tabletas de selenio, las cápsulas de saúco y las cápsulas de cúrcuma también fueron parte de mi ingesta diaria de suplementos para ayudar a impulsar el sistema inmunológico y combatir la inflamación. El Dr. Neal Barnard también recomienda lo siguiente para el daño nervioso: 600 miligramos al día de ácido alfa-lipoico; 480 miligramos al día de ácido gamma-linolénico y ácido graso omega; 1.000 miligramos al día de carnitina.

Proteínas

Al igual que con cualquier recuperación médica, obtener un aumento de proteína acelerará el proceso. Incluso su dentista le recomendará una mayor ingesta de proteínas después de una extracción dental o implante.

Mi recomendación son los batidos de proteína *Vega*, que contienen 21 gramos de proteína vegetal sin los efectos negativos que las proteínas de origen animal aportan, como la grasa saturada y el colesterol alto. Esta proteína de guisante vegana, sin gluten y totalmente natural, está a la altura de cualquier proteína de carne. También contiene una buena cantidad de vitamina K y hierro. Combino la mezcla de sabor a chocolate o vainilla (que no tiene prácticamente azúcar, solo 1 gramo) con saludable leche de arroz enriquecida con vitamina D en un vaso una vez al día. ¡Así me tomo mi B-12 con un rico sabor a cereza!

Alimentos y bebidas

El fundador de la medicina moderna Hipócrates dijo una vez: "La comida es medicina"

Como siempre se dice, beba mucha agua y coma mucha fruta orgánica fresca, verdura y cereales integrales. Las grasas animales que se encuentran en la carne no son beneficiosas para el nervioso ni para ningún otro sistema. Se ha descubierto que la carne y los productos lácteos llevan a mayor nivel de inflamación, que es exactamente lo que desea evitar. Fue una pena encontrar que un libro sobre la parálisis de Bell presentaba precisamente el consumo de estas como beneficioso para la recuperación. En la actualidad existen muchos estudios nutricionales que confirman lo que ya hemos sabido durante mucho tiempo: una dieta de carne y grasas perjudicará su salud, mientras que una dieta a base de plantas le beneficiará. Si no me cree, lea los numerosos libros y documentos médicos del Dr. John McDougall, el Dr. Dean Ornish, el Dr. Caldwell Esselstyn, el Dr. T. Colin Campbell, la Dra. Brooke Goldner, la Dra. Angie Sadeghi y muchos expertos que atestiguan el efecto positivo en la salud de una dieta basada en plantas.

Las verduras y cereales aumentarán su nivel de fibra; esto, junto con el consumo de agua, desintoxicará su cuerpo y bajará su colesterol, que es lo mejor que puede hacer por su sistema cardiovascular y nervioso. Ninguna dieta va a curar a la parálisis de Bell, pero una más natural basada en plantas contribuirá a una recuperación general de todo el cuerpo. Tiene que inclinar la balanza a su favor.

Ejercicios faciales

Estos no son tan importantes al principio. De hecho, no debe forzar demasiado los músculos de la cara porque corre el riesgo de sinquinesia, que provoca una simetría facial desigual y espasmos. Esto es lo que sucede cuando los nervios se vuelven a unir en puntos equivocados. No le recomendaría forzar demasiado su cara hasta que sienta que está lista. Los músculos están en shock y necesitan recuperarse. El masaje es el mejor tratamiento para la fase temprana del trastorno.

Pero cuando esté listo/a, los ejercicios son tan simples como levantar el párpado afectado hacia arriba y hacia abajo. Necesitará ayudar con el dedo, pero está bien. Haga lo mismo con su sonrisa colocando su dedo en la comisura de la boca en el lado afectado, como la mujer de abajo. Tenga en cuenta que los tres individuos en esta portada del libro sostienen con los dedos su boca para esbozar la forma de la sonrisa. Este ejercicio le servirá para observar su sonrisa tal y como era.

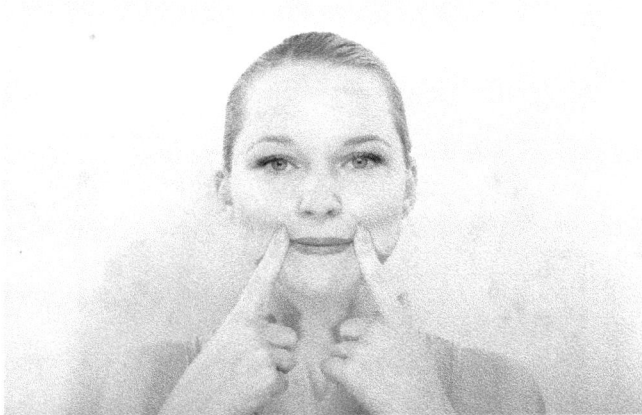

Después de hablar con tantas víctimas de parálisis de Bell, sé que el ejercicio de la sonrisa es una práctica común entre nosotros, no solo para volver a ver nuestra vieja sonrisa, sino para ejercitarla de verdad. ¡Mueva sus labios y mejillas! Es bueno para los músculos y los nervios. Levante el lado paralizado hacia arriba, hacia un lado, y de nuevo hacia arriba mientras sonríe. Entrecierre los ojos. No ejercite el lado afectado sin el otro. Lo que debería hacer es entrenar tu cara para que ambos lados se muevan coordinados de nuevo. Cuando un lado suba, empuje el otro hacia arriba.

Otros movimientos que puede practicar son silbar, soplar burbujas, hablar, cantar, parpadear y mover los labios de lado a lado como la mujer de la foto de abajo.

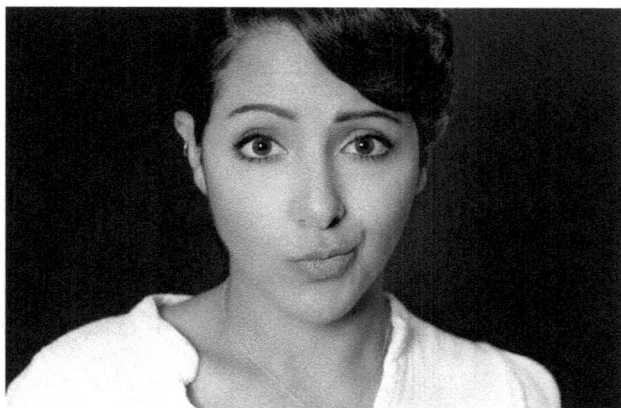

Francamente, estos simples ejercicios pueden no ser fáciles al principio. Trabajen en ello y comenzarán a pillarle el truco. Puede encontrar muchos recursos de ejercicios gratuitos en YouTube e Internet, o puede asistir a una o dos sesiones con un fisioterapeuta que le enseñará qué ejercicios hacer por su cuenta. Estos ejercicios no son nada nuevo. Son de sentido común, así que no se deje engañar por costosas visitas semanales a un terapeuta a menos que haya una razón válida y completamente argumentada que demuestre que contribuirá a su futura recuperación. Como se dijo anteriormente, deje esto para más tarde (3+ meses), después de darle a su cara algo de tiempo para recuperarse. Ya sea que trabaje por su cuenta o con un profesional, la fisioterapia puede ser importante para recuperar esos movimientos faciales cuando el nervio está listo y totalmente capaz.

El ojo

Proteger su ojo en el lado afectado es crucial desde el primer día. Mi neurólogo me dijo que de lo que más tenía que preocuparme respecto a la parálisis de Bell es el cuidado del ojo. En los primeros días después del inicio, el ojo no podrá cerrarse completamente en la mayoría de los casos. Antiguamente, los médicos nos enviaban a casa con un parche para proteger los ojos mientras se dormía. Actualmente la respuesta está en las gotas para los ojos.

Su médico de cabecera debe mandarle una visita a un oftalmólogo. Examinarán el ojo cuidadosamente si ha padecido Bell antes de entrar para asegurarse de que no hay ningún daño. También querrán verle de nuevo tras unas cuantas semanas para asegurarse de que el ojo aún esté protegido. Un punto importante que debe recordar: mantenga su ojo lubricado con gotas para los ojos. Ya no se suele recomendar un parche, ya que se ha demostrado que la oscuridad y la humedad no ayudan.

El ojo afectado puede llorarle por la incapacidad de parpadear. Es una sensación extraña, pero no durará mucho tiempo. Siga aplicando gotas durante el día y, por la noche, gotas más fuertes antes de acostarse. Yo utilicé ClearEye básico durante el día y *Systane* por la noche. Debe estar seguro de que se va a dormir directamente después de aplicar las gotas nocturnas porque le harán ver difuso; no se preocupe, se despertará con la vista clara. Lo normal es estar aplicando las gotas para los ojos y visitando bimensualmente al oftalmólogo durante el primer año, incluso después de que su ojo comience a parpadear de nuevo. Yo apliqué las gotas durante unos siete meses seguidos para lidiar con la sequedad y tirantez del ojo. Muchos procesos de recuperación serán mucho más rápidos.

Usar gafas durante el día le beneficiará. Compre unas gafas de sol si no usa gafas graduadas. Las gafas no solo protegerán su ojo, sino que también servirán como una distracción para su nueva dolencia facial. Debido a que solo un ojo será muy sensible a la luz, las gafas de sol serán esenciales para protegerlo del sol y las luces brillantes.

Social and psychological support

Encuentre a alguien más que tenga o haya tenido parálisis de Bell. Esto cambiará toda su perspectiva y le hará sentir mejor. Los grupos de apoyo locales van a ser difíciles de encontrar en ciudades más pequeñas, pueblos y áreas rurales, pero la magia de Internet puede conectarle con cientos de personas dispuestas a ayudar. Haga una búsqueda en Twitter y

Facebook y se sorprenderá de cuántos hay por ahí. Encontrar a otra persona que haya pasado por esto comportará tremendos beneficios de apoyo social. Yo tuve la suerte de tener un cuñado que había padecido Bell sólo un año antes que yo. Andy y yo vivimos en diferentes ciudades, pero estaba ahí para apoyarme, ya fuera llamándonos, o por mensajeándonos hasta tarde por la noche.

Si usted está intentando encontrar a alguien o mantener un sistema de apoyo o está empezando a sentirse realmente deprimido consigo mismo, no espere. Póngase en contacto con un terapeuta o psicólogo profesional. Hable con su médico de cabecera si es necesario. No tiene que pasar por esto solo/a. Hay gente por ahí dispuesta a ayudarle y estar ahí para usted. Aunque se sienta solo, no se aísle. Cuanto más rápido salga y hable con amigos o un profesional, mejor se sentirá.

Si quien lee esto es padre, madre, familiar, amigo/a, cuide a su ser querido. Pueden sentirse invisibles e indefensos. Necesitan ayuda. Ha habido víctimas de la parálisis de Bell que habían tenido cáncer anteriormente y afirman que estaban más devastadas emocionalmente por la parálisis. La parálisis de

Bell ha llevado al trastorno dismórfico corporal, la depresión y los intentos de suicidio, así que no tome los efectos de esto a la ligera. Por otro lado, sepa que este es un trastorno principalmente temporal e inofensivo físicamente.

Positividad

Hay algunas teorías por ahí de que la parálisis de Bell es síntoma de estrés, de un gran estrés. Si bien existe una correlación, no hay pruebas de causalidad directa. Pero considere esto: cuando su cuerpo y mente están bajo gran estrés, su sistema inmunológico va a estar comprometido, lo que lo hace más propenso a cualquier enfermedad. Si la parálisis de Bell es el resultado del daño debido a la actividad viral de la manera que pensamos que es, entonces su cuerpo no tendrá los recursos para luchar contra el virus si su sistema ya está estresado. Esta teoría inmunológica también podría influir en quién se recupera más rápido de la dolencia frente a alguien que sufre efectos persistentes. Una actitud positiva le ayudará a superarlo. Así que sea sociable y hable con la gente, haga ejercicio, ore o medite, y duerma mucho (que se convirtió en mi actividad favorita durante los primeros días con Bell). Todo esto ayudará a aliviar el estrés.

Ver una película o programa de comedia. Puede que necesites sostener la cara si te duele, pero necesita sentir esa risa y esa sonrisa que necesita a salir. La risa es saludable para usted. Aumenta las endorfinas liberadas del cerebro y alivia la tensión corporal. También se ha descubierto que la risa alivia el dolor, estimula el sistema inmunitario, quema calorías y protege el corazón. Múltiples estudios muestran que la risa es un rasgo clave en aquellos que tienen una vida más larga. Los beneficios de la risa y la sonrisa son enormes. La dopamina, las endorfinas y la serotonina se liberan cuando sonríes, por lo que debe trabajar para recuperar su sonrisa lo antes posible y mantenerse mentalmente saludable mientras sana.

Otras consideraciones

Entre algunos tratamientos efectivos encontrados en los primeros estudios se encuentran la oxigenoterapia hiperbárica, la rehabilitación neuropropioceptiva, la EMG, la biorretroalimentación en espejo y la terapia de mímica. La moxibustión es una terapia térmica muy popular en la medicina tradicional china que a menudo se combina con la acupuntura. La terapia con láser frío es otra nueva opción. Todo esto va a ser difícil de localizar, dependiendo de dónde viva. La mayoría de los médicos no tendrán experiencia o conocimiento sobre estos enfoques. Consulte estos tratamientos en Google para ver si hay profesionales en su ciudad o cerca de ella que puedan ayudarle. No tuve la oportunidad de probar esto, pero si quiere sanar, encuentra tu camino. Va a requerir un poco de trabajo y un propio plan personalizado.

Para aquellos con problemas persistentes, puede llevar más tiempo. Las inyecciones de toxina botulínica han demostrado ser útiles para los espasmos recurrentes, según el Dr. Heckman. También hay opciones quirúrgicas con resultados mixtos. Más del 60% de los estudios en un metaanálisis de Roy et al. mostraron algún tipo de complicación. Una encuesta más reciente de Van Veen et al. mostró una buena capacidad de sonrisa voluntaria para más pacientes después de la cirugía de reanimación de sonrisa. Optar por la cirugía debe ser su último recurso.

A lo largo de los años ha habido un debate controvertido sobre el uso del tratamiento antiviral en el momento del diagnóstico. El Dr. Peter Kennedy revisó estudios más antiguos que plantearon dudas sobre el éxito de los antivirales. Un estudio descubrió que el tratamiento con solo el esteroide prednisolona fue ligeramente mejor que el esteroide y el antiviral juntos. Otro estudio no mostró diferencias en la recuperación entre los pacientes que recibieron el antiviral valaciclovir y los que no lo recibieron. Sin embargo, Kennedy también señaló estudios más recientes que mostraron el éxito del antiviral combinado con el esteroide, y pidió más investigación concluyendo que creía que "los agentes antivirales pueden tener un papel en el tratamiento de casos graves de parálisis de Bell..." No se preocupe por estos debates ahora mismo. Póngase ese paño en la cara y lleve a cabo los demás tratamientos.

La posibilidad es suficiente. Una prescripción de diez días de los antivirales y esteroides no le hará daño, incluso si más tarde descubren que tiene un trastorno diferente. Pero si tiene parálisis de Bell, se cree que esas dos recetas son esenciales para comenzar su recuperación. Si es demasiado tarde para usted y ya ha pasado la fase inicial, no se preocupe.

Pasamos siglos sin medicina moderna y muchos/as aún sanaban. Su recuperación puede ser más lenta o puede resultar incompleta, por lo es mejor confiar en muchos de los diversos enfoques detallados en este capítulo. Haz todo lo que puedas. Como dicen, haga todo lo que esté en su mano.

Recuperación

La recuperación puede ser subjetiva en diferentes grados. Algunos informes predicen solo 2-3 semanas de recuperación para los pocos afortunados seleccionados. La mayoría de los informes muestran recuperación en 3-6 meses. Una minoría de pacientes esperará hasta un año para apreciar cierta recuperación. Como ya se mencionó, para las víctimas que luchan por recuperarse más allá de uno o dos años, hay opciones quirúrgicas y de descompresión del nervio facial como último recurso. La investigación dice que la mayoría se recupera completamente con el 90-100% de su cara original reactivado.

Un porcentaje muy pequeño de personas nunca recuperará su cara original. Un porcentaje aún menor tiene un problema subyacente más grave como un tumor cerebral, pero esos no son casos auténticos de parálisis de Bell que se producen repentinamente durante la noche. Recuerda, si todo lo que tiene es parálisis de Bell, considérese afortunado porque no es peligroso, pero también seamos honestos: puede que su cara nunca vuelva a ser como antes.

Factores de Riesgo

Es importante que todas las personas con parálisis de Bell se sometan a la evaluación y las pruebas necesarias para descartar otros trastornos. Los doctores Keels, Long y Vann argumentan:

> Aunque un pequeño porcentaje de niños que presentan parálisis del nervio facial tienen un tumor del tronco encefálico, es necesaria una evaluación médica exhaustiva para verificar la ausencia de otros signos y síntomas neurológicos que puedan reflejar una patología intracraneal. La parálisis de Bell debe ser un diagnóstico de exclusión.

Necesita descartar otras enfermedades. La enfermedad de Lyme, el síndrome de Guillain-Barré, el síndrome de Melkersson-Rosenthal, el síndrome de Ramsay Hunt y el cáncer son otras afecciones que a veces se diagnostican erróneamente como parálisis de Bell, y todas necesitan tratamiento inmediato y especializado. Una vez que haya determinado de forma segura que lo que padece es la verdadera Parálisis de Bell, la mayoría de las preocupaciones sobre su salud física se van y solo permanecen los desafíos socioemocionales.

Sin embargo, hay algunos factores de riesgo finales que debe tener en cuenta:

- Un estudio de Tseng et al. encontró una conexión directa con el aumento de la ansiedad en personas que tienen o se han recuperado de la parálisis de Bell.

- Con una tasa de recurrencia de alrededor del 12% (entre el 5 y el 10% según algunos informes), un estudio informó que hasta el 10% de los pacientes afectados experimentarán recurrencia sintomática después de 10 años.

- Un informe de Warner et al. detalló posibles complicaciones oculares como "sequedad corneal que conduce a la pérdida visual". El ojo, sí, el ojo, era la mayor preocupación de mi médico.

- El informe anterior también advirtió de daño permanente en el nervio facial y crecimiento anormal de las fibras nerviosas.

- Algunos estudios citados por Chiu et al. han demostrado que los pacientes con parálisis de Bell tienen más probabilidades de tener un accidente cerebrovascular más adelante.

¡No es exactamente lo que uno/a quiere oír!

Solo le soy honesto para que piense en cómo puede minimizar esos riesgos. Al lidiar con el riesgo final de accidente cerebrovascular, recuerde que la dieta, el ejercicio y las evaluaciones médicas más frecuentes y agresivas pueden salvarle la vida. Sea constante e implacable en su lucha por recuperarse. Es un largo camino.

La mayoría de los enfoques de tratamiento tratados en este capítulo también son formas productivas de disminuir el estrés. En muchos sentidos, saldrá de esta dolencia igual de fuerte, igual de saludable, igual de relajado/a y tan agradecido/a por tener una segunda oportunidad para sonreír.

En resumen, estos son los elementos esenciales de los que simplemente no se puede prescindir en la lucha contra esta enfermedad y y en el proceso de recuperación de la sonrisa:

Toallas de agua caliente.

Masajes

Alimentos y bebidas saludables

Ejercicio

Cuidado ocular

Apoyo social y psicológico

SONRÍE SI TIENES UNA SONRISA

En la noche del 13 de enero de 2019, me planté frente al espejo para afeitarme, y mi vida cambió radicalmente. Estirando mi cara para meter la navaja en la hendidura entre mis labios superiores e inferiores, un doloroso calambre me atravesó la mandíbula y el cuello... ¡Ay, cómo se notan los años!

El dolor se calmó y terminé. Sólo un pequeño espasmo muscular pasajero en mi mejilla alrededor de media hora más tarde me recordó el incidente. Me fui a dormir y todo parecía estar bien.

Cuando me desperté al día siguiente, bajé las escaleras como todas las mañanas, hice mi desayuno y comencé a comer. Fue entonces cuando me di cuenta de que la avena se caía de mi boca. Lo mismo con el zumo de piña. Una cascada de zumo se derramó como pasando por un agujero en mi labio. Me acerqué al espejo y vi que mi cara estaba ligeramente torcida. El lado izquierdo de mi cara estaba normal, pero el lado derecho estaba congelado. Aunque hacía todo lo posible por levantar una ceja o sonreír, no conseguía nada. Era como si alguien hubiera cortado un cable que conectaba mi cerebro a ese lado de mi cara. La mitad de mi cara estaba muerta.

¿Recuerdas la forma torcida y punky que Billy Idol daba a su labio superior tan popular durante la década de 1980? La sonrisa del "Rebel Yell" era casi la única expresión facial de que ahora era capaz de esbozar.

Pronto, estaba seguro de que no estaba teniendo un derrame cerebral porque el resto del lado derecho de mi cuerpo estaba funcionando bien (y tras varias horas todavía seguía vivo). El resto del día evité toda interacción social, arrastrando mis palabras cuando me veía obligado a hablar y luchando durante las comidas. A la mañana siguiente, el asistente del médico confirmó mi diagnóstico de Google de parálisis de Bell, un trastorno misterioso que generalmente paraliza un lado de la cara y, afortunadamente, solo un lado, al menos la mayor parte del tiempo.

La afección, llamada así en honor al médico escocés del siglo XIX Charles Bell, afecta a 1 de cada 65 (unos 40.000) estadounidenses cada año. Hay 43 músculos en la cara: 43, exactamente los años que estaba a punto de cumplir ese año. Pero los músculos no tienen la culpa. Sin nervios, tus músculos no harían nada. La parálisis de Bell se debe a la inflamación del séptimo nervio craneal, que los médicos creen que es causada por una lesión o virus. Ningún médico aún ha confirmado si fue la lesión por el afeitado, pero tiendo a pensar fue en ese momento.

Era lunes por la mañana, así que tenía una clase que dar en la universidad. Aparecí y les expliqué a los estudiantes que había sufrido una lesión. Les dije algo vagamente sobre cómo los médicos todavía estaban buscando tratamiento. Los estudiantes miraron hacia otro lado, mientras intentaba explicar una lección rápida arrastrando las palabras, dejándolos poco después libres para trabajar en proyectos en grupo. ¿Está borracho? ¿Está cansado? ¿Está teniendo un derrame cerebral? Me imaginé las preguntas a la deriva que se harían en aquella silenciosa y respetuosa habitación ese día.

Durante los siguientes días, leí artículos de otras personas, incluidos colegas profesores y oradores públicos, sobre cómo lidiaron con esta enfermedad. En Internet vi imágenes terribles de rostros retorcidos de casos mucho peores que el mío. Revisé las bases de datos académicas para obtener opiniones y estudios profesionales. Me di cuenta de que es un trastorno horrible con orígenes desconocidos y con el potencial de arruinar una carrera, hacer que la salud mental entre en absoluta decadencia y alterar la vida personal y social.

Hay muchas cosas que podemos hacer para prevenir enfermedades, como comer nuestras verduras, tomar vitaminas, hacer ejercicio, evitar el alcohol y el tabaco, pero a veces aun así vamos a sufrir enfermedades, trastornos o lesiones prevenibles. La parálisis de Bell puede afectar a cualquiera, incluso a los más sanos, y lo peor es que ni siquiera tiene una causa confirmada. Los científicos saben lo que es (la inflamación del nervio), pero no pueden confirmar qué la causa. Un virus latente que se reactiva es la teoría popular. De alguna manera no creo que consideraran mi lesión por afeitarme como posibilidad.

Al final de esa primera semana, no estaba mejor. Mi trastorno parecía empeorar ligeramente, pero es posible que solo lo sintiera así debido a mi creciente frustración a medida que pasaban los días. Me adapté lo mejor posible a medida que pasaban las semanas. Algunas víctimas se recuperan en dos o tres semanas. Yo no estaba en este afortunado grupo. Otros informes dicen de tres a seis meses. La investigación dice que la mayoría se recupera completamente con el 90-100% de su cara original activado de nuevo. Pero luego hay un pequeño porcentaje, tal vez aquellos con una torsión facial mucho más extrema que en mi caso, que nunca recuperan su cara original.

Su cara es mucho más que una cuestión de vanidad. La cara de una persona muestra vida y muerte. Aunque una sonrisa no es una evidencia absoluta de sentimientos precisos, las expresiones faciales son señales de comportamiento. Tan solo piense en todas las funciones a las que se prestan tus músculos faciales.

Considere los siguientes obstáculos causados por el trastorno:

En las primeras semanas, tuve que volver a aprender a comer y beber, e incluso perdí algunos kilos (no es un efecto secundario tan malo).

Tuve que trabajar en mi forma de hablar ya que ahora hablaba con solo un lado de mi boca. Hablé más suave y menos (mejor para los demás). Cualquier tipo de impedimento del habla es una dificultad en mi área de trabajo como profesor, pero mis estudiantes me apoyaron. Para ahorrar mi energía vocal para el trabajo, mis conversaciones telefónicas largas regulares con viejos amigos fueron desafortunadamente pospuestas. Naturalmente, los eventos y talleres de libros fueron cancelados. La vida se quedó en modo "pausa".

En la quinta semana, intenté proyectar mi voz un poco más de lo necesario por un lado y padecí laringitis durante varios días. Aprendí la lección.

Cantar en el coche se limitaba al estilo de Willie Nelson (no era algo malo, solo que no era a lo que estaba acostumbrado). Pero solo escuchar música era un problema, ya que el oído en el lado afectado era hipersensible a los sonidos de tono alto. Dado que el séptimo nervio craneal se conecta con el oído medio, los zumbidos graves y los ecos extraños pueden durar meses. Así que opté principalmente por el silencio durante las primeras semanas.

Mi ojo derecho era incapaz de cerrarse por completo y me lloraba, caían lagrimas por mi mejilla varias veces al día. Era muy sensible a la luz y tenía que usar gafas de sol más de lo habitual, incluso en interiores a veces.

Meses después de este calvario, todavía era incapaz de silbar, lo que para la mayoría de la gente podría no ser un gran problema, pero a mi me encantaba. Silbaba en el coche, en la calle, en mis altibajos, complejas composiciones clásicas, solos de heavy metal, pegadizos riffs pop, todos silenciados ahora pero sin parar de resonar en mi cabeza.

Mi hijo necesitaba relevarme en la tarea de soplar burbujas en el patio. No pude soplar durante meses.

Y apagar las velas de mi pastel de cumpleaños conforme fuera pasando el año parecía que iba a ser una tarea imposible.

Pero la peor parte fue mi sonrisa ausente. Una cara en blanco. Las miradas desconcertadas que encontré cuando la gente no podía leer en mi expresión. Era fisicamente incapaz de expresar nada a través de mi cara, excepto por el retorcido "Rebel Yell".

Cualquiera que me conozca sabe que normalmente soy un tipo sonriente. Siempre lo he sido. En la escuela me metió en problemas porque los profesores lo confundían con el típico sarcasmo de sabelotodo, algo travieso, cuando simplemente era solo un niño sonriendo y tratando de extraer lo mejor de la vida. Sin embargo, una sonrisa no equivale a la felicidad. Para mí sonreír más era una forma de tratar de ser más feliz, y aunque no funciona todo el tiempo, funciona algunas veces. Una sonrisa genera otras sonrisas, por lo que es probable que recibas una o dos sonrisas a cambio, la mayor parte del tiempo. A veces la gente mñas desgraciada es la que se burla de las sonrisas.

Puedo recordar a una infeliz mujer en una tienda en la que trabajaba en Nueva York cuando tenía dieciséis años, que me preguntó con un resoplido: "¿Por qué siempre sonríes?"

Recuerdo que en ese momento pensé:

"Porque no voy a trabajar aquí mucho más tiempo aguantándote".

Tal vez algunas personas están siendo castigadas por su vida anterior y son sometidos a no poder sonreír. Tal vez algunos perdieron el privilegio. Tal vez algunos nunca aprendieron a hacerlo. No estoy seguro.

Empecé a preguntarme si las sonrisas estaban reguladas por alguna fuerza superior. Tal vez hay un límite de sonrisas. Tal vez sólo tengamos dos o tres al día. Se añaden unas cuantas más en vacaciones. Eso sería alrededor de 1.109 sonrisas al año, como máximo. Si vives hasta los ochenta, ¡corresponderían alrededor de 88,720 sonrisas!

Pero entonces fíjese en el extremista, con veinticinco o más sonrisas al día. Eso supondría 9.125 al año. Para cuando tengan cuarenta años, habrán gastado más de 383.250 sonrisas. Si fueran unos auténticos bromistas, podrían superar el millón de sonrisas a los ochenta y cinco años. Ese tipo de cifras podrían considerarse abusivas, tanto por los dioses como por los empleados tiempo completo perjudicados en las tiendas. Tal vez vean ese tipo de números como algo denigrante. Tal vez sólo les quema por dentro ver a otra persona tan condenadamente feliz. Así que inventaron la parálisis de Bell para evitar ese tipo de cifras.

Si sonriera de cinco a siete veces al día y llegara al máximo en mi cuadragésimo segundo año, eso significaría que el número máximo permitido de sonrisas de por vida probablemente sería de alrededor de 90.000. Nos pasamos de esa cifra y la parálisis de Bell entra en acción.

Pero entonces, ¿cómo explica mi teoría de la sonrisa mi incapacidad para fruncir el ceño? Estaba en blanco. Algunas personas con Bell tienen una caída notable en la cara, lo que sugiere a cualquiera que probablemente haya una afección médica. ¿Pero yo? No, yo tenía una cara normal que me hacía parecer apático. Mi discapacidad estaba debajo de la piel.

Tal vez es mejor, pensé. Tal vez me tomarían más en serio sin expresión facial. Tal vez conseguiría un gran ascenso o me convertiría en CEO. Tal vez sería bienvenido en las filas del ejército inexpresivo.

Mi yo inexpresivo no daba ninguna indicación de lo que estaba pensando. Mi semblante desconcertaba a la gente, y aún recuerdo qué momento más incómodo pasé cuando perdí a alguien. Tuve que confiar en las palabras. Tenía que explicarlo, pero al mismo tiempo tenía que hablar más suave y decir menos, y todo era tan agotador. A veces no quería explicar nada. A veces tenía que intervenir con la difícil explicación de mi trastorno para evitar ofender a alguien. Tuve que escoger qué batallas librar.

Para mi esposa fue aun peor. De repente estaba viviendo con un extraño al que no reconocía. Tenía que decirle con una cara totalmente apática "¡Soy yo! ¡Soy yo! Todavía estoy aquí ". Su paciencia era digna de alabanza.

De alguna manera, mi hijo de cuatro años y medio me miraba a los ojos y sabía cuando estaba sonriendo. Casi todos los demás ni se daban cuenta. Le dije: "Papá tiene un chichón en la cara. Mi sonrisa volverá, pero el médico dice que va a tardar un poco". Me sorprende que entendiera esto como un simple problema médico, cuando ni siquiera mi mente adulta, lógica y formada, entendía las causas:

¿Es vudú?

¿Un maleficio por denunciar ciertas cuestiones sociales?

¿Enojé a los dioses?

¿He cubierto mi cupo de sonrisas en esta vida?

La explicación del afeitado sigue siendo mejor que cualquiera de esas.

Qué agonía más angustiosa al llegar al aparcamiento sin parar de debatirme en un constante dilema filosófico, pensando en si este sería el "final". Había esperado más de un mes para la cita. Después del aparcamiento, pasé a una sala de espera repleta, con una colección de historias tristes, de ancianos y jóvenes, y yo, de mediana edad, sentado en medio de una sala llena de problemas neurológicos graves e incurables.

Un porcentaje muy pequeño de personas con síntomas de Bell tienen un problema subyacente más grave como un tumor cerebral. Eso no es parálisis de Bell. Por lo general, esos horrores se desarrollan lentamente y no aparecen repentinamente de la noche a la mañana como la Parálisis de Bell. Pero quieres saberlo con seguridad. La visita al neurólogo parecía un veredicto crucial sobre mi futuro.

Me llamaron por mi nombre y minutos después una enfermera me hizo preguntas. Fueron las mismas respuestas que le repetí a varios médicos semanas antes. Otros me dijeron que esta vez habría un aluvión de pruebas más intensas. Sin embargo, cuando llegó el neurólogo, un apretón de manos fue el alcance de nuestro contacto. No ha pedido ninguna prueba nueva. Apenas sonrió.

Un dentista me había embaucado previamente para hacerme una tomografía computarizada por $ 400, de la que el neurólogo se rió y me dijo que me quedara cuando quise enseñársela. Había sospechado de un problema dental, y mi sospecha obviamente equivocada lo mío me costó. Por otros $ 80, un especialista en orejas, nariz y garganta me dio el visto bueno respecto a padecer problemas otorrinolaringológicos.

El neurólogo también me cobró un copago de $ 80 para darme una respuesta de Google y compartir su confianza suprema en que sobreviviría. Confirmó lo que ya sabía de Google: va a requerir tiempo recuperar mi sonrisa y, aparentemente, algo de dinero también.

Después de que mi médico de cabecera escuchara mis inquietudes en una consulta de seguimiento, como siempre hace (soy muy afortunado por esto), me remitió a terapeutas ocupacionales y físicos y a un oftalmólogo. Sonrió ante mi teoría del afeitado y aprobó mis intentos "alternativos" de manejar el problema. Las visitas quiroprácticas ya estaban en marcha. La acupuntura también. ¡Y el masaje fue un regalo de Dios! Iba a estar ocupado con esto durante un tiempo.

Los meses transcurrieron durante el semestre de primavera de 2019. Empecé a llevar una máscara de cara sonriente a clase y la sostenía delante de mi cara cada vez que quería sonreír. El trastorno me hizo un poco más gracioso.

Esperaba desesperadamente dormir todas las noches, ya que sentía que era un escape de mi nueva realidad. Esperaba despertarme y descubrir que todo había sido una pesadilla y que mi sonrisa había sido restaurada por la mañana. Pero me despertaba cada mañana decepcionado y a veces incluso con miedo de que el pequeño progreso que había hecho fuera eliminado por cualquier cosa.

Leí sobre estrellas de cine y presentadores de noticias que habían sufrido la enfermedad, y empatizaba con ellos al tener en cuenta lo importante que es su cara en su trabajo, pero también me burlaba de las historias de sus terribles dos semanas antes de una recuperación completa. Yo estaba a meses de distancia.

En mayo de 2019, mi cara estaba recuperada un 75-80%. Nada mal. Me quedo con lo que he conseguido.

Ahora, casi dos años después, aunque puedo sonreír de nuevo, no es lo que era. No tengo total flexibilidad, y la interacción social puede llegar a ser un desafío. He aprendido a posicionarme en el ángulo correcto para que cuando alguien se reúna conmigo esté mirando mi mejor lado. Para las fotografías, tomé la costumbre de girar hacia un lado. Peor aún es cuando me río o sonrío demasiado, porque parece que un caballo me está pisoteando la mandíbula y la mejilla. Tengo que regular mis sonrisas y risas.

Las expresiones faciales son agotadoras, por lo que un porcentaje muy pequeño de la población, incluido yo mismo (y tal vez incluso usted mismo), se sintió extrañamente aliviado cuando se inició la pandemia de COVID-19. Para la primavera de 2020, el resto del mundo llevaría las mismas mascarillas que nosotros.

¿Distanciamiento social? Genial.
¿Mascarillas? La mejor solución.

La liberación de ponerme esa máscara quirúrgica por primera vez durante la pandemia y salir a un mundo donde no tendría que esforzarme para ocultar mi extraña enfermedad, sabiendo que todos (bueno, casi todos) se unirían a mí en un mundo sin rostro. Tal vez sólo puedan entender esto aquellos que se han despertado después de que pasara por su cara el ladrón de sonrisas.

Pero tómese un momento y piense en esa vez que sonrió en público y se dio cuenta de que tenía puesta su mascarilla protectora y que nadie podía verlo. Así es exactamente como me sentí durante casi cinco meses. Así es exactamente como probablemente se sienta en este momento, junto con un millón de personas en todo el planeta.

Estoy muy agradecido. Siempre podría ser peor.

Voy a luchar por recuperarme completamente. No me importa el vudú, o el maleficio, o si hay dioses enfadados... Voy a intentar sonreír lo máximo posible, incluso si me duele.

BREVE NOTA SOBRE LAS CREENCIAS POST-COVID

Con más de 5 mil millones vacunados contra el Covid, es ilógico afirmar que la vacuna causa la parálisis de Bell. Si es cierto, ¡habría mucha más gente con parálisis facial! Pero algunas personas en Internet han afirmado que la vacuna Covid causa varias enfermedades a la vez, incluidos coágulos de sangre, derrames cerebrales, enfermedades cardíacas e incluso cáncer. Es peculiar que una vacuna cause tantas enfermedades simultáneas diferentes que ya han existido durante miles de años. De hecho, la parálisis de Bell se documentó hace más de 2.500 años antes de que existieran los productos químicos y las vacunas modernas. A pesar de que los adultos de 30 y 40 años son la población principal que padece Bell, estos no han dispuesto de vacunas en bastante tiempo. Si fueran ciertas las extrañas creencias en que "neurotoxinas" y "vacunas" causan los trastornos de Bell y otros, los niños, nuestra población vacunada más recientemente, padecerían un número récord de enfermedades. Afortunadamente, esto no es cierto.

Es un problema que el público en general no tenga acceso a las mejores y más recientes investigaciones médicas publicadas en las bases de datos, pero un problema aún mayor es su incapacidad para interpretar adecuadamente los pocos artículos gratuitos publicados en línea. En 2020, alguien publicó una carta de tres médicos, Colella et al., afirmando que había evidencias de que la vacuna causaba parálisis de Bell. Los problemas con la carta: 1. El informe reportaba los resultados de una sola persona. 2. Eta tenía 37 años, la edad más propicia para que se padezca parálisis de Bell, 3. No le hicieron pruebas de herpes simple, 4. Era una carta, y no un estudio de investigación revisado por pares, 5. La carta utiliza un estudio como evidencia para respaldar su sugerencia, 6. Ese estudio de Baden et al. reportó solo siete personas con Bell después de vacunarse, 7. Los médicos lógicamente se apresuraban a documentar lo que consideraban que podría ser un caso temprano de algo, que por supuesto pronto fue refutado por múltiples estudios publicados más tarde.

Otro informe disponible en Internet también se distribuyó como creencia por causa y efecto. Este informe también incluía solo un paciente. El paciente tenía 50 años, de nuevo en edad avanzada para parálisis de Bell. El único paciente desarrolló Bell tres semanas después de su segunda dosis de la vacuna Covid. Poco convincente para cualquiera que haya estudiado la enfermedad. Los redactores del informe Ish e Ish fueron lo suficientemente decentes como para concluir que "la conexión puede ser una mera coincidencia". Pero a Internet le encantan las coincidencias.

En un artículo, Tamaki et al. revelaron cómo la FDA citó evidencia insuficiente para determinar la asociación causal entre las vacunas COVID y la parálisis de Bell, sin embargo, citaron dos ensayos de fase 3 de la vacuna COVID-19 como motivo de preocupación. Los dos ensayos consistieron en 73.868 participantes (36.930 fueron vacunados) y la parálisis de Bell ni siquiera se incluyó como un efecto adverso significativo. De todas esas personas, solo hubo 7 casos reportados de parálisis de Bell.

Uno de los estudios citados en el trabajo de Tamaki et al., fue Baden et al., que utilizó

30.420 participantes. Cuatro pacientes terminaron con parálisis de Bell, pero solo tres fueron vacunados, y el cuarto en el grupo de placebo. Esto equivale a <0.1% de ocurrencia. Baden et al. lo consideraron anecdótico, pero también hizo saltar las alarmas sugiriendo precaución, extrañamente citando el segundo juicio, que fue citado por Tamaki et al. El segundo juicio de Polack et al. ni siquiera menciona la parálisis de Bell. Ciertamente podemos atribuir parte del miedo que se demuestra en Internet a la información descuidada.

La histeria fue el resultado de otra noticia en Internet, donde un número muy pequeño de personas experimentó una parálisis facial leve después de la vacuna. *El Jerusalem Post* informó que el estudio incluía solo 13 casos de parálisis facial de un total de dos millones de personas vacunadas. 1, 3, 30 o incluso 300 casos de parálisis de Bell están estadísticamente dentro de la norma; en otras palabras, es una coincidencia y estas personas habrían contraído la enfermedad de todos modos. Con el número de personas vacunadas, los casos de Bell tendrían que estar en los cientos de miles para ser una preocupación.

Por el contrario, se ha descubierto que contraer el virus Covid si no está vacunado le da un riesgo ligeramente mayor de contraer la parálisis de Bell. Pero al igual que las creencias falsas sobre las vacunas, hay problemas para afirmar que este virus sea definitivamente una causa de la enfermedad de Bell. Muchos de esos informes sobre el virus también utilizan tamaños de muestra extremadamente pequeños de participantes. Estakhr et al argumentaron que hay razones para concluir que hay suficiente evidencia para sugerir que la infección por SARS-CoV-2 puede causar parálisis del nervio facial y, sin embargo, su estudio se basa en solo 36 participantes. Codeluppi et al. encontraron que "alrededor del 21% de los pacientes que se presentaron en emergencias por parálisis facial durante el brote de COVID-19 tenían síntomas activos o recientes consistentes con la infección por COVID-19", y concluyeron que hubo una mayor incidencia de parálisis facial durante la pandemia en solo 38 pacientes. Gupa y Jawanda declararon la posibilidad de que el Covid fuera causa de parálisis de Bell; su estudio contó con solo 46 pacientes. Islamoglu et al encontraron que la prueba de anticuerpos

IgM + IgG del SARS-CoV-2 fue positiva en el 24,3% de los pacientes con parálisis facial; su estudio contó con 41 pacientes. Otro artículo de Yue Wan sugiere que el Covid puede ser causa de parálisis de Bell pero, sin embargo, solo se utilizó un paciente en un estudio de caso para llegar a esta conclusión. Incluso con tamaños de muestra más grandes, nada de esto demuestra que sea causa de parálisis de Bell.

Una carta en la que Tamaki et al. expresaban su preocupación revisó un número de 348.088 pacientes contagiados con el virus. A 284 les diagnosticaron parálisis de Bell en de las ocho semanas posteriores a su diagnóstico de Covid. Ese pequeño número asciende a sólo 0.08%. Si bien 153 de los pacientes (53.9%) no tenían antecedentes de este trastorno, un número increíblemente alto (131, 46.1%) tenía antecedentes de parálisis de Bell. Un resultado era que los pacientes no vacunados con Covid tenían un riesgo significativamente elevado de parálisis de Bell en comparación con los vacunados.

Parece que todos los estudios muestran pocas razones para preocuparse por la parálisis de Bell en comparación con los efectos secundarios de Covid-19, sin embargo, algunos tienen la necesidad de expandir un sentimiento generalizado de preocupación, algo que podría activar falsas alarmas en el público en general.

Otra de las falla definitivas de muchos de estos informes relacionados tanto con el virus como con la vacuna es que solo comparan 2020 con el año anterior. Un año de comparación no es una comparación justa y lógica. Tenemos cien años de datos en muchos lugares, y sabemos que el número de pacientes con parálisis de Bell siempre ha fluctuado. Por ejemplo, un año podría producir 10 casos por cada 100.000. El año que viene podría ser 50 por 100.000. Zammit et al. informaron de que la tasa de parálisis del nervio facial fue un 2,7% más alta que el año pasado, pero su estudio fue solo de seis meses, en solo una ciudad (Liverpool, con una pequeña población de 498,00), y no pudo compararse con las tasas más allá del año anterior. Al echar la vista más atrás, Shemer et al determinaron una tendencia estable a partir del número de casos de parálisis del nervio facial durante los años anteriores (2015-2020) y no encontraron asociación entre la vacuna y un mayor riesgo de parálisis facial.

CONSEJO FINAL

Mientras recupera su sonrisa, tenga en cuenta una cosa más: cómo maneja las situaciones sociales. Incluso en cuarentena, durante una pandemia, es probable que tengas que mostrarte (sin mascarilla) a través de la cámara. Así que este es mi mejor consejo, gran parte del cual recogí de un artículo de la revista *New Yorker,* escrito por el profesor de Nueva York y veterano de la parálisis de Bell, Jonathan Kalb:

Al sonreír, gire la cabeza en sentido contrario y hacia abajo con un ligero ángulo respecto a la persona, de modo que su mejor lado apunte en su dirección. Aleje su lado paralizado de la otra persona para crear una ilusión. Puede practicar esto, así como las variaciones de su sonrisa en el espejo diariamente. Recuerde, sin embargo, que las emociones reales podrían empujar su cara en direcciones para las que podría no estar preparándose en el espejo. Esto me pasa cuando me hacen reír a carcajadas o cuando estoy en un ambiente en el que tengo que sonreír mucho para parecer amable. Sí, se cansará de sonreír. También puede experimentar cierto calambre ocasional en la cara (para nada gracioso) cuando sonríe con demasiada amplitud. Todo este asunto de la sonrisa es agotador. Tómeselo con calma y todo irá bien.

NOTA DE AGRADECIMIENTO:

Ya sea que acabe de despertar con parálisis de Bell, o que haya seguido adelante y se haya recuperado por completo, o que esté empezando otro año con los últimos retazos de la enfermedad (como yo), o que sea un familiar o amigo/a curioso/a que desea cuidar a alguien que ha despertado con este terrible trastorno, espero sinceramente que este libro le haya ayudado. Gracias por leer, siga luchando y cuídese.

Le desea lo mejor,
Bill

REFERENCIAS

Alp H, Tan H, Orbak Z. Bell's palsy as a possible complication of hepatitis B vaccination in a child. *J Health Popul Nutr.* 2009;27(5):707.

Akhtar A. The flaws and human harms of animal experimentation. *Camb Q Healthc Ethics.* 2015; 24(4):407-419.

Baden LR, El Sahly HM, Essink B, et al. Efficacy and Safety of the mRNA-1273 SARS-CoV-2 Vaccine. *N Engl J Med.* 2021;384(5):403-416. doi:10.1056/NEJMoa2035389

Barnard, N. *Dr. Neil Barnard's Program for Reversing Diabetes,* Rodale, 2017.

Bardage C, Persson I, Ortqvist A, Bergman U, Ludvigsson JF, Granath F. Neurological and autoimmune disorders after vaccination against pandemic influenza A (H1N1) with a monovalent adjuvanted vaccine: population based cohort study in Stockholm, Sweden. *BMJ.* 2011;343:d5956. Published 2011 Oct 12.

BBC News. Bell's palsy: 'I woke and the night had stolen my smile' 3 May 2019. www.bbc.com

Braus, Hermann- Anatomie des Menschen: ein Lehrbuch für Studierende und Ärzte 1921, Public Domain, commons.wikimedia.org

Cai Z, Li H, Wang X, Niu X, Ni P, Zhang W, Shao B. Prognostic factors of Bell's palsy and Ramsay Hunt syndrome. *Medicine.* 2017 Jan; 96(2):e58.

Chakravarti, A., Chaturvedi, V. N., Bhide, V., & Rodrigues, J. J. Bell's Palsy - herpes simplex virus type-1.... *Indian journal of otolaryngology and head and neck surgery. 1999; 51*(2), 47–50.

Chen JK. Bell's palsy from dental infection. Zhonghua Yi Xue Za Zhi. 1945;31(3-4):242-.

Chiu Y, Yen M, Chen L, et al. Increased risk of stroke after Bell's palsy: a population-based longitudinal study. *Journal of Neurology, Neurosurgery & Psychiatry* 2012; 83:341-343.

Codeluppi, L, Venturelli, F, Rossi, J, et al. Facial palsy during the COVID-19 pandemic. *Brain Behav.* 2021; 11:e01939. h

Colella G, Orlandi M, Cirillo N. Bell's palsy following COVID-19 vaccination. *J Neurol.* 2021;268(10).

Colledge L. Descendens Noni Facial Anastomosis for Bell's. *Proc R Soc Med.* 1927; 20(7):1138.

Cotton BA. Chiropractic care of a 47-year-old woman with chronic Bell's palsy: a case study. *J Chiropr Med.* 2011;10(4):288-293.

COVID-19 vaccine: 13 out of nearly 2 mil Israelis suffer facial paralysis. *Jerusalem Post.* Jan. 2021.
De Diego-Sastre JI, Prim-Espada MP, Fernández-García F. [The epidemiology of Bell's palsy]. *Rev Neurol.* 2005 Sep 1-15; 41(5): 287.

Drumm C. Can the COVID-19 vaccine cause Bell's palsy? experts say no. *The Health Nexus.* Jan. 2021.

Estakhr M, Tabrizi R, Ghotbi Z, Shahabi S, Habibzadeh A, Bashi A, Borhani-Haghighi A. Is facial nerve palsy an early manifestation of COVID-19? A literature review. *Am J Med Sci.* April 2022.

Facial Palsy. UK. 2020. www.facialpalsy.org

Finsterer, J., & Grisold, W. Disorders of the lower cranial nerves. *Journal of neurosciences in rural practice*, 2015; 6(3), 377–391.

Fu X, Tang L, Wang C, et al. A Network Meta-Analysis to Compare the Efficacy of Steroid and Antiviral Medications for Facial Paralysis from Bell´s Palsy. *Pain Physician.* 2018; 21(6):559-.

Gupta S, Jawanda MK. Surge of Bell's Palsy in the era of COVID-19: Systematic review. *Eur J Neurol.* 2022 Apr 28. doi: 10.1111/ene.15371.

Heckmann JG, Urban PP, Pitz S, Guntinas-Lichius O, Gágyor I: The diagnosis and treatment of idiopathic facial paresis (Bell's palsy). Dtsch Arztebl Int 2019; 116: 692–702.

Ish S, Ish P. Facial nerve palsy after COVID-19 vaccination - A rare association or a coincidence. *Indian J Ophthalmol.* 2021;69(9):2550

Islamoglu Y, Celik B, Kiris M. Facial paralysis as the only symptom of COVID-19: A prospective study. *Am J Otolaryngol.* 2021;42(4).

Kalb, Jonathan. Give me a smile. *The New Yorker.* January 2015.

Keels, Martha Ann & Long, L & Vann, William. Facial nerve paralysis: report of two cases of Bell's palsy. *Pediatric dentistry.* 1987; 9. 58.

Kennedy, P. Herpes simplex virus type 1 and Bell's palsy—a current assessment of the controversy. *Journal of NeuroVirology*. 2010;16.

Lamina, S., & Hanif, S. Pattern of facial palsy in a typical Nigerian specialist hospital. *African health sciences*, 2012; 12(4), 514–517.

Levine, Deena & Adelman, Mara. *Beyond Language: Cross Culture*. Prentice Hall, 1993.

Lima MA, Silva MTT, Soares CN, et al. Peripheral facial nerve palsy associated with COVID-19. *J Neurovirol*. 2020; 26(6):941-944.

Lynch, P.J. Brain in human normal inferior view. Medical illustrator derivative work: Beao, Brain human normal inferior view, *CC BY* 2.5

May M, Fria TJ, Blumenthal F, Curtin H: Facial paralysis in children: differential diagnosis. *Otolaryngol Head Neck Surg.*1981; 89: 841-48.

McCormick D. P. Herpes-simplex virus as a cause of Bell's palsy. *Lancet, 1 1972;* (7757), 937.

Murakami S, Mizobuchi M, Nakashiro Y, Doi T, Hato N, Yanagihara N. Bell palsy and herpes simplex virus: identification of viral DNA in endoneurial fluid and muscle. Ann Intern Med. 1996 Jan 1;124(1 Pt 1):27-30.

Mutsch M, Zhou W, Rhodes P, et al. Use of the inactivated intranasal influenza vaccine and the risk of Bell's. *N Engl J Med*. 2004; 350(9):896-.

Penn JW, James A, Khatib M, et al. Development and validation of a computerized model of smiling:

Modeling the percentage movement required for perception. *J Plast Reconstr Aesthet Surg.* 2013; 66(3):345-351.

Perusquía-Hernández M, Ayabe-Kanamura S, Suzuki K. Human perception and biosignal-based identification of posed and spontaneous smiles. *PLoS One.* 2019; 14(12):e0226328.

Polack FP, Thomas SJ, Kitchin N, et al. Safety and Efficacy of the BNT162b2 mRNA Covid-19 Vaccine. *N Engl J Med.* 2020;383(27):2603-2615. doi:10.1056/NEJMoa2034577

Pourmomeny, A. A., & Asadi, S. Management of synkinesis and asymmetry in facial nerve palsy: a review article. *Iranian journal of otorhinolaryngology,* 2014; 26(77), 251–256.

Pourrat, O., Neau, J. P., & Pierre, F. Bell's palsy in pregnancy: HELLP syndrome or pre-eclampsia? *Obstetric medicine,* 2013; 6(3), 132–.

Preuschoft, S. "Laughter" and "Smile" in Barbary Macaques, Macaca sylvanus. *Ethology,* 1992; 91: 220-236.

Reaves, E.J., Ramos, M. & Bausch, D.G. Workplace cluster of Bell's palsy in Lima, Peru. *BMC Res Notes* 2014; 7, 289.

Riga M, Kefalidis G, Danielides V The role of diabetes mellitus in the clinical presentation and prognosis of Bell palsy. *J Am Board Fam Med* 2012; 25:819–26

Roy M, Corkum JP, Shah PS, et al. Effectiveness and safety of the use of gracilis muscle for dynamic smile restoration in paralysis: *J Plast Reconstr Aesthet*

Surg. 2019; 72(8):1254-1264.

Sajadi, M. M., Sajadi, M. R., & Tabatabaie, S. M. The history of facial palsy and spasm: Hippocrates to Razi. *Neurology*, 2011; 77(2).

Sanders R. D. The Trigeminal (V) and Facial (VII) Cranial Nerves: Head and Face Sensation and Movement. *Psychiatry*, 2010; 7(1), 13–16.

Santos, Mônica A. de Oliveira, C. Filho, H. Vianna, M. Ferreira, Almeida, & Lazarini. Varicella zoster virus in Bell's palsy. *Brazilian Journal of Otorhinolaryngology*, 2010; 76(3), 370.

Shemer A, Pras E, Einan-Lifshitz A, Dubinsky-Pertzov B, Hecht I. Association of COVID-19 Vaccination and Facial Nerve Palsy: A Case-Control Study. *JAMA Otolaryngol Head Neck Surg.* 2021;147(8):739–743. doi:10.1001/jamaoto.2021.1259

Skuladottir, A.T., Bjornsdottir, G., Thorleifsson, G. *et al.* A meta-analysis uncovers the first sequence variant conferring risk of Bell's palsy. *Sci Rep* 11, 4188 (2021).

Spillane JD. Bell's Palsy and Herpes Zoster. *Br Med J.* 1941;1(4180):236-237.

Sweeney, C. J., & Gilden, D. H. (2001). Ramsay Hunt syndrome. *Journal of neurology, neurosurgery, and psychiatry*, 71(2), 149–154.

Tamaki A, Cabrera CI, Li S, et al. Incidence of Bell Palsy in Patients With COVID-19. *JAMA Otolaryngol Head Neck Surg.* 2021;147(8):767–768.

Takahashi, H., Hitsumoto, Y., Honda, N., Hato, N., & al. Mouse model of bell's palsy induced by reactivation of herpes simplex virus type 1. *Journal of Neuropathology and Experimental Neurology, 2001; 60*(6), 621-7.

Thomas, W. Facial paralysis in animals. *Merck Vet Manual,* 2021. merckvetmanual.com
Jul 2021 | Content last modified Sep 2021

Trumble, Angus. *A Brief History of the Smile.* Basic Books, 2005.

Tseng, C. C., Hu, L. Y., Liu, M. E., Yang, A. C., Shen, C. C., & Tsai, S. J. Bidirectional association between Bell's palsy and anxiety disorders, *Journal of affective disorders,* 2017; 215, 269-.

Tseng HF, Sy LS, Ackerson BK, et al. Safety of Quadrivalent Meningococcal Conjugate Vaccine in 11 to 21 Year-Olds. *Pediatrics.* 2017;139(1).

van Veen MM, Dusseldorp JR, Quatela O, et al. Patient experience in nerve-to-masseter-driven smile reanimation. *J Plast Reconstr Aesthet Surg.* 2019; 72(8):1265-1271.

Varejão AS, Muñoz A, Lorenzo V. Magnetic resonance imaging of the intratemporal facial nerve in idiopathic facial paralysis in the dog. *Vet Radiol Ultrasound.* 2006 Jul-Aug;47(4):328-33.

Wald A, Corey L. Persistence in the population: epidemiology, transmission. In: Arvin A, Campadelli-Fiume G, Mocarski E, et al., editors. *Human Herpesviruses: Biology, Therapy, and Immunoprophylaxis.* Cambridge: Cambridge University Press; 2007. Chapter 36.

Warner MJ, Hutchison J, Varacallo M. Bell Palsy. [Updated 2020 Mar 24]. In: StatPearls [Internet]. Treasure Island (FL): StatPearls Publishing; 2020 Jan. Available from: www.ncbi.nlm.nih.gov

Yue Wan, Shugang Cao, Qi Fang et al. Coronavirus disease 2019 complicated with Bell's palsy: a case report, 16 April 2020.

Zammit, M. Markey, A. Webb, C.A rise in facial nerve palsies during the coronavirus disease 2019 pandemic. *J Laryngol Otol,* 134 (10) (2020), pp. 905.

Zhao H, Zhang X, Tang YD, Zhu J, Wang XH, Li ST. Bell's Palsy: Clinical Analysis of 372 Cases and Review of Related Literature. *Eur. Neurol.* 2017; 77(3-4):168-172.

RECURSOS ADICIONALES

Nota del autor: No estoy afiliado a ninguna de las siguientes organizaciones, pero le animo a explorar más recursos por su cuenta si tiene tiempo. Por supuesto, como se advirtió al comienzo de este libro, tenga cuidado con las muchas fuentes web que carecen de credibilidad y tratan de vender la mejor nueva cura. Una exploración más detallada de las organizaciones y clínicas legítimas podría ser particularmente útil si estuviera interesado/a en formar parte de un estudio o si tuviera curiosidad por probar una nueva forma de tratamiento. Algunos serán gratuitos, pero otros serán costosos. La oxigenoterapia, por ejemplo, parece muy prometedora, pero es difícil de encontrar y muy cara. Pero no dejes de buscar. Yo no lo haré. Esto se ha convertido en una búsqueda de por vida y tengo pensado actualizar periódicamente este libro para reflejar cualquier nuevo hallazgo.

Asociación Americana de Neuromusculares & Medicina Electrodiagnóstica
2621 Superior Drive NW
Rochester, MN 55901
507.288.0100
aanem@aanem.org
www.aanem.org

Pregunta a la doctora Jo
La Dr. Jo es una fisioterapeuta que comparte excelentes ejercicios faciales para la parálisis de Bell. Puedes encontrar sus vídeos en Youtube o en

su sitio web.
www.askdoctorjo.com

**Brain Resources and Information
Network (BRAIN)**
Bethesda, MD 20824
800-352-9424

Crystal Touch Bell 's Paralsy Clinic
Países Bajos
https://crystal-touch.nl/
info@crystal-touch.nl

Facial Palsy UK
Consultas telefónicas: 0300 030 9333
info@facialpalsy.org.uk

Biblioteca Nacional de Medicina
Institutos Nacionales de Salud/DHHS
Bethesda, MD 20894
888-346-3656
http://health.nih.gov

**Organización Nacional para los Trastornos
Raros**
55 Kenosia Avenue
Danbury, CT 06810
orphan@rarediseases.org
800-999-NORD (6673)

Sociedad Sir Charles Bell
www.sircharlesbell.com

SOBRE EL AUTOR

Dr. William K. Lawrence enseña investigación y escritura científica en la Universidad Estatal de Carolina del Norte en Raleigh, Carolina del Norte, Estados Unidos. Es autor de diez libros, incluyendo *Learning and Personality, 89 Days*, y la novela *The Punk and the Professor*.

www.ingramcontent.com/pod-product-compliance
Lightning Source LLC
Chambersburg PA
CBHW050531280326
41933CB00011B/1549